AF245881

DE

LA FIÈVRE

16.

DE

LA FIÈVRE

PAR

S. BOTKIN

Professeur de clinique médicale à l'Académie médico-chirurgicale
de Saint-Pétersbourg

TRADUIT DE L'ALLEMAND PAR M. LE DOCTEUR A. GEORGES

PARIS

LIBRAIRIE GERMER-BAILLIÈRE

17, rue de l'Ecole-de-Médecine.

1872.

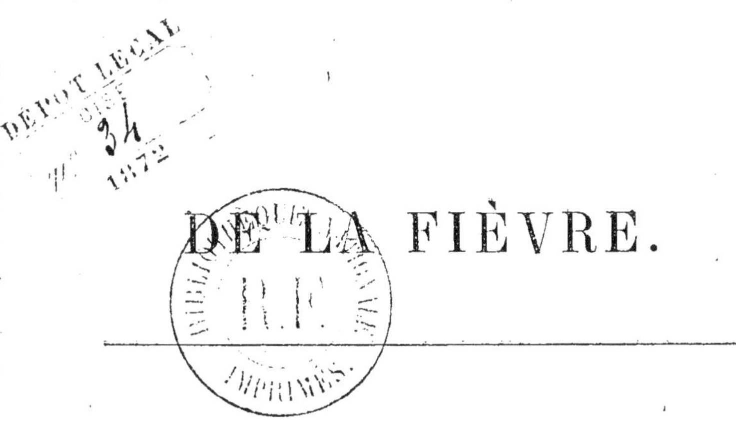

DE LA FIÈVRE.

CHAPITRE I.

EXAMEN DU MALADE.

B..., âgé de trente ans, est reçu le 21 février 1868 à la clinique thérapeutique. de l'Académie médico-chirurgicale.

Symptomes objectifs. — Le malade est d'une taille et d'une constitution moyennes. Le tissu adipeux sous-cutané, les muscles et la charpente osseuse sont peu développés. La peau présente une chaleur mordicante; elle est sèche. Sur la poitrine, le dos, les cuisses et les épaules, on remarque un grand nombre de taches disséminées, non saillantes, de la grandeur d'une lentille à celle d'un pois. Leur forme est irrégulière; la plupart ont une coloration d'un rose rouge livide; elles ne disparaissent pas à la pression du doigt. Les autres, d'un rose rouge clair, disparaissent à la pression. Les sclérotiques ne présentent pas de teinte ictérique. La muqueuse oculaire est rouge. La langue est sèche, recouverte à son milieu d'un enduit jaunâtre; elle est rouge sur les bords. La muqueuse pharyngienne ne montre qu'une légère rougeur. Les inspirations, présentant le type respiratoire habituel, sont superficielles; il y en a 32 par minute. Le choc du cœur n'est ni appréciable à la vue, ni sensible au toucher. Le nombre des pulsations de l'artère radiale est de 112 par minute. Ces pulsations ont une ampleur et une force moyennes; en tâtant les artères radiales, on ne sent pas leurs parois. Le ventre est un peu ballonné; quand on presse sur la région cœcale, on entend du gargouillement; quand on percute l'abdomen, il rend partout un son tympanitique. La percussion de la poitrine rend partout un son clair. La matité précordiale commence au-dessous de la troisième côte, à la ligne parasternale gauche, et s'étend vers le bas jusqu'à la cinquième et à la sixième côtes; en travers, elle ne dépasse pas la ligne parasternale gauche et la ligne mamillaire. La matité absolue du foie commence, quand le malade est couché horizontalement, à la sixième côte, sur la ligne mamillaire, et ne dépasse pas le rebord des côtes. A gauche, cette matité se termine à la ligne médiane et s'étend le long de cette ligne jusqu'à deux travers de doigt au-dessous de l'appendice xyphoïde. Le long de la ligne axillaire droite, la matité commence à la huitième côte et se termine à un travers de doigt au-dessous du rebord costal. La matité de la rate s'étend, dans son long diamètre, depuis la huitième jusqu'à la onzième côte, et transversalement elle se termine à un travers de doigt en avant de la ligne mamillaire gauche. On ne peut palper ni le foie ni la rate ; les deux organes, ainsi que la région lombaire, ne sont pas douloureux, même à une percussion profonde.

Le murmure vésiculaire est pur partout. Les bruits du cœur sont faibles ; il n'y a ni souffles ni bruits anormaux.

L'urine est rouge-foncée, claire, ne contient pas d'albumine. Il n'y a pas encore eu de selles. La température du corps à l'aisselle est de 40° 4 centigrades. Le poids du corps est de 53 kilogrammes. Le malade a sa parfaite connaissance, il n'y a pas de délire. Quand on l'examine, il se remue et s'assied sans assistance étrangère.

Phénomènes subjectifs. — Le malade se plaint d'un violent mal de tête, de bourdonnements d'oreilles, d'une faiblesse générale, de perte d'appétit. Sa parole est lente, il ne cause pas volontiers. Le sommeil est agité.

Anamnestiques. — Jusqu'au 16, le malade était très-bien portant ; le 16, il remarqua que l'appétit diminuait, que les selles étaient peu abondantes et liquides. Il fut pris de maux de tête, d'une sensation de malaise et d'une faiblesse générale. Dans la nuit du 16 au 17, il dormit très-mal, il se réveilla souvent, et dans la matinée du 17, il fut pris d'un violent frisson qui fut suivi, au bout de deux heures, d'une forte sensation de chaleur. Toute la journée, le malade ne mangea pas, il ne fit que boire. Les évacuations peu abondantes, liquides, continuèrent, cependant elles étaient très-peu fréquentes. La faiblesse générale, le malaise, la céphalalgie augmentèrent ; des douleurs se montrèrent dans les extrémités supérieures et inférieures, cependant elles ne purent être localisées avec exactitude.

Dans la nuit du 17 au 18, le malade ne dormit pas du tout ; il but beaucoup et il s'agita dans son lit. Vers le matin, il se trouva un peu mieux, et bien qu'il ne se sentit toujours pas à son aise, il put vaquer à ses occupations habituelles.

Vers le soir, la faiblesse et la céphalalgie augmentèrent, et il eut de nouveau de la chaleur. Il passa cette nuit plus mal que les précédentes, et le 19 il put à peine marcher. Le 20, il n'était déjà plus en état de se lever. Pendant ce temps, le malade ne mangea presque rien ; la céphalalgie et la déperdition des forces augmentèrent continuellement.

Le malade raconte ces faits avec une grande peine et à contre-cœur ; il ne se rappelle pas exactement toute la marche de sa maladie.

Cet homme est cuisinier dans une maison très-riche. Les conditions hygiéniques, au point de vue de la nourriture et du logement, ont été très-bonnes. Il n'existait dans la même maison aucune des affections du même genre. Le patient n'avait de relations avec aucun malade ; il ne peut citer aucune cause à sa maladie actuelle, et il ne se rappelle pas avoir, dans sa vie, passé par une maladie grave.

MARCHE DE LA MALADIE. — 22 *février* (sixième jour de la maladie). — Température du matin, 39° 3.

Pouls à 96; 32 respirations par minute. Dans la nuit, le malade a un peu transpiré. Le sommeil a été agité, un peu de délire pendant la nuit. Une selle liquide. Poids du corps, 52,700 grammes. Les phénomènes objectifs sont à l'examen les mêmes qu'hier au soir; ce n'est que pendant la nuit que l'exanthème a augmenté. Le malade exprime toujours les mêmes plaintes. Le soir, la température a augmenté de 0°9 c. (jusqu'à 40°2). Pouls à 100. 24 respirations. Pendant le jour, le malade a souvent saigné du nez; la perte de sang a été très-légère.

23 *février* (septième jour de la maladie). — Température du matin, 39°6. Pouls, 96. Respirations, 32. Quelques taches de l'exanthème ont pali, d'autres ont pris une coloration plus bleuâtre; on ne remarque pas de nouvelle éruption. Les forces du malade, quand on les compare à ce qu'elles étaient le jour de son entrée, ont considérablement diminué, bien qu'il soit encore en état de se soulever, sans aucun secours, quand on l'examine. Quand on le laisse en repos, le malade délire quelquefois aussi pendant le jour. Une selle liquide, colorée en jaune par de la bile, sans mélange de sang. Urine rendue, 700 centimètres cubes. Ce liquide est rouge foncé, à réaction acide, trouble; son poids spécifique est de 1,020. Il contient une petite quantité d'albumine. Urée rendue, 36 grammes. Chlorures, 0,2 décigrammes. Au microscope, on reconnaît des cellules des canalicules urinaires et quelques corpuscules muqueux. Les autres phénomènes objectifs ne présentaient à l'examen aucune altération. Le malade se plaint moins et devient plus apathique. Le soir, température à 40°.

Pouls à 96. Respirations, 32. Pendant le jour, les épistaxis se sont répétées plusieurs fois.

24 *février* (huitième jour de la maladie). — Température du matin, 39°. Le soir, 39°7. Pouls, le matin, à 96. Le soir à 100, légèrement dépressible. Respiration le matin à 28, le soir à 32. Poids du corps 51,990 grammes. Le délire augmente, les forces tombent; à l'examen, le malade doit être soutenu, quand il est assis. Les taches de l'exanthème ne disparaissent nulle part à la pression. On n'en remarque pas de nouvelles; la pâleur des anciennes est encore plus exprimée. La langue reste sèche, elle tremble quand le malade la tire. On ne peut pas déterminer exactement les limites de la matité de la rate, à cause du son tympanitique qui occupe une grande partie du ventre. C'est ce qui empêche aussi la détermination exacte de la limite inférieure du foie. L'abdomen est beaucoup plus ballonné qu'auparavant. Il y a du gargouillement à la pression, dans la région iléo-cœcale. Constipation. Le malade rend 500 centimètres cubes d'urine, dont le poids spécifique est de 1,025, et qui contient un peu d'albumine.

25 *février* (neuvième jour de la maladie). — Température du matin 39°2, du soir 40°1. Pouls : le matin à 88, le soir à 100, moins facilement dépressible. Respiration du matin et du soir 28 : la face a pris une teinte plus foncée; le nez, les lèvres et les doigts ont une coloration bleuâtre. La température du corps, quand on le touche, ne semble pas également répartie. Le nez et les mains sont froids. Délire continu. Le malade ne répond pas, quand son nom n'est pas prononcé

assez haut. Lorsqu'on l'appelle un peu haut, il revient
à lui pour un instant, et répond en exprimant qu'il est
très-content de son état, sans du reste se plaindre de
quoi que ce soit. Il est plus faible que la veille. Le lavement qu'on lui a donné le matin est resté sans résultat, et ce n'est que vers le soir, quand on eut donné
un second lavement, qu'il y eut une selle peu abondante (selle pulpeuse). A la percussion et à l'auscultation, même résultat que la veille. Poids du corps
50,500 grammes. La quantité d'urine rendue est de
550 centimètres cubes. Son poids spécifique est de 1,025;
elle contient moins d'albumine que la veille.

26 *février* (dixième jour de la maladie). — Température du matin 39°3, du soir 39°6. Pouls du matin
à 112, du soir à 100, facile à déprimer. Respiration du
matin 32, du soir 28. Délire, état des forces, connaissance, comme la veille. Quand on explore le pouls, on
perçoit des soubresauts des tendons. Le gargouillement
persiste dans la région iléo-cœcale. Une selle peu abondante, pulpeuse. Poids du corps, 50,300 grammes.
Quantité d'urine rendue, 500 centimètres cubes. Poids
spécifique, 1,026. Pas d'albumine. Chlorures, 0,25 centigrammes.

27 *février* (onzième jour de la maladie). — Température du matin 39°2, du soir 30°6. Pouls à 102, bien
moins dépressible. Respiration 26. Aujourd'hui le malade a sa connaissance; il se plaint d'une faiblesse ex-
traordinaire, de céphalalgie, de douleurs dans tous les
membres. La langue est assez humide. L'exanthème,
bien qu'il soit devenu plus pâle, s'aperçoit encore très-
bien. Pas de selles. Quantité d'urine rendue, 700 centi-

métres cubes, dont le poids spécifique est de 1,019; elle ne contient pas d'albumine. La coloration bleuâtre de la face et des mains, ainsi que les soubresauts des tendons ont disparu. Poids du corps, 50,500 grammes.

28 *février* (douzième jour de la maladie). — Température du matin 38° 8, du soir 38°7. Pouls à 90. Respiration à 30. Une selle pulpeuse. Sommeil tranquille, presque sans délire. Mêmes plaintes que la veille. Les limites du foie sont les mêmes qu'au premier examen. Le ventre est moins ballonné. Les gargouillements ont presque disparu. La quantité d'urine rendue est de 800 centimètres cubes, dont le poids spécifique est de 1,017; elle ne contient pas d'albumine. Urée, 23 grammes 2 décigrammes. Chlorures 0°4. Poids du corps, 48,700 grammes.

29 *février* (treizième jour de la maladie). — Température du matin 38°, du soir 38°1. Pouls à 90. Respiration à 26. Dans la nuit, le malade à eu un léger délire. Une selle de consistance moyenne. La langue est humide, couverte d'un enduit blanchâtre. Peu d'appétit. L'exanthème est assez pâle. Poids du corps, 48,250 grammes.

1ᵉʳ *mars* (quatorzième jour de la maladie). — Température du matin 37° 1, du soir 37° 3. Pouls à 70. Respiration à 22. Le malade sent lui-même qu'il va mieux. Poids du corps, 47,000 grammes. Du reste, pas de changements.

2 *mars* (quinzième jour de la maladie). — Température du matin 37°, du soir 37°1. Pouls à 70. Respiration à 18. La langue est nette. Le ventre est ballonné. L'exanthème pâlit encore. Le malade a vomi après

avoir pris du bouillon. Peu d'appétit. Il se plaint de dureté de l'ouïe et de faiblesse. Une selle. Le malade est pâle. On ne remarque aucun changement à la percussion de la poitrine et du ventre, pas plus qu'à l'auscultation.

3 *mars* (seizième jour de la maladie). — Température du matin 36°7, du soir 37°1. Le malade a vomi après avoir pris de l'eau de Seltz. Deux selles demi-liquides. Le ventre est ballonné. La langue est un peu chargée ; elle tremble encore quand le malade la tire. L'exanthème, bien que devenu plus pâle, est encore toujours très-appréciable. Le patient a toute sa connaissance. Il est apathique, se plaint de faiblesse, de bourdonnements dans la tête, de perte d'appétit.

4 *mars* (dix-septième jour de la maladie). — Température du matin 36°4, du soir 36°7. Le malade vomit après avoir pris du thé. Une selle. Le ventre est moins ballonné. La matité de la rate se termine à deux travers de doigt en avant de la ligne mamillaire. L'exanthème pâlit. Mêmes plaintes que la veille. Poids du corps, 47,070 grammes.

5 *mars* (dix-huitième jour de la maladie). — Température du matin 36°3, du soir 36°8. L'exanthème se remarque à peine, pas de vomissements. Une selle toute normale. Le ventre est très-peu ballonné, pas de gargouillements à la palpation. Le malade se plaint d'avoir peu d'appétit et des bourdonnements dans la tête. Poids du corps, 46,400 grammes.

6 *mars* (dix-neuvième jour de la maladie). — Température du matin 36°6, du soir 36°8. La langue est peu chargée. Le ventre est peu ballonné. Une selle

normale. Le foie ne dépasse pas le rebord des côtes. La matité de la rate commence à la huitième côte et se termine transversalement à trois travers de doigt en avant de la ligne mamillaire. Les bruits du cœur sont faibles ; le rhythme de cet orgame n'est pas accéléré. Le malade est pâle, ses muqueuses sont anémiées. Point de nausées ni de vomissements. L'appétit est bon, le sommeil mauvais. Poids du corps, 46,850 grammes.

7 *mars* (vingtième jour de la maladie). — Température du matin 36°4, du soir 36°2. La matité de la rate commence entre la huitième et la neuvième côte, et se termine transversalement à quatre travers de doigt en avant de la ligne mamillaire. Du reste, les phénomènes objectifs et subjectifs sont les mêmes qu'hier. Poids du corps, 46,920 grammes.

8 *mars* (vingt et unième jour de la maladie). — Température du matin 36°2, du soir 36°4. Pas de changement. Poids du corps, 46,650 grammes.

9 *mars* (vingt-deuxième jour de la maladie.) — Température du matin 36°2, du soir 36°3. L'exanthème se remarque à peine. Les forces augmentent ; le malade peut s'asseoir et faire quelques pas sans peine. Une selle peu copieuse, assez dure. L'appétit est assez bon. Il se plaint qu'il dort mal, et qu'il a des bourdonnements d'oreilles. Poids du corps, 46,500 grammes.

10 *mars* (vingt-troisième jour de la maladie). — Température du matin 36°5, du soir 37°3. Pas de changement dans les phénomènes objectifs et subjectifs. Poids du corps, 47,100 grammes.

11 *mars* (vingt-quatrième jour de la maladie). — Température du matin et du soir 36°5. L'exanthème

ne se remarque presque plus. Il y a des douleurs et du gargouillement dans le ventre ; le malade n'eut une selle vers le soir, qu'après qu'on lui eût donné un lavement. Il est toujours encore pâle. Les forces augmentent. L'appétit est bon. Le sommeil est meilleur. Poids du corps, 47,500 grammes.

12 *mars* (vingt-cinquième jour de la maladie). — Température du matin 36°3, du soir 37°. Le foie et la rate ne présentent pas de changement. Le ventre n'est pas ballonné. Une selle normale. Appétit très-bon. Le malade marche tout à fait sans peine dans la salle. Les bourdonnements d'oreilles ont presque complètement disparu. Le sommeil n'est pas encore tout à fait bon. Poids du corps, 47,530 grammes.

Du 13 *au* 20 *mars*, la température ne dépassa pas 37°2. L'exanthème pâlit de plus en plus ; et le jour où le malade quitta la clinique, sa peau ne semblait que légèrement marbrée. On ne remarqua pas de desquamation. Du 2 au 20 mars, le pouls oscilla entre 60 et 70 pulsations par minute ; le nombre des respirations ne dépassa pas 18 par minute. Les forces augmentèrent de plus en plus. L'appétit resta très-bon. Tous les jours, le malade avait une selle normale. Il ne se plaint plus, depuis le 14 mars, de ne plus pouvoir bien dormir ; et peu à peu le poids du corps augmente, en présentant des oscillations très-légères ; ainsi :

Le 13 mars, le poids du corps était de 48,000 grammes.

14 mars,	—	—	48,600	—
15 mars,	—	—	48,820	—
16 mars,	—	—	49,000	—
17 mars,	—	—	48,900	—
18 mars,	—	—	49,050	—
19 mars,	—	—	49,220	—

Le 20 mars, le malade quitta la clinique, se trouvant tout à fait en bonne santé. Seulement, la peau et les muqueuses étaient plus pâles qu'à l'état normal, et un certain aspect marbré de la peau rappelait encore l'exanthème qui y avait existé.

CHAPITRE II.

ANALYSE DES FAITS TROUVÉS A L'EXAMEN.

Les changements survenus dans l'état du malade, qui se trouvaient fortement exprimés et se succédaient rapidement, m'ont décidé à faire précéder, dans le cas actuel, l'analyse et le groupement des faits, d'une observation journalière de la marche de la maladie.

Un des phénomènes les plus saillants a été, au premier examen, l'augmentation de la température du corps.

CHALEUR ANIMALE. — L'organisme animal, en général, et l'homme, en particulier, posséde la faculté, d'un côté, de développer la chaleur; d'un autre côté, de la rendre. Cette propriété de l'organisme animal vivant permet à l'homme de supporter de très-grandes variations de température du milieu ambiant, sans que sa chaleur propre présente des changements considérables.

Il existe naturellement pour les variations de température certaines limites, que l'on ne peut dépasser sans éteindre la faculté vitale de l'organisme animal. La chaleur du corps augmente ou s'abaisse suivant que se modifie la température du milieu ambiant. Ces limites, comme cela se comprend, varient extrêmement, selon d'autres causes, qui accompagnent les modifications de la température environnante, la séchéresse, l'humidité, et selon les conditions au milieu desquelles se trouve l'organisme lui-même.

Les différents processus chimiques qui se passent sans interruption dans le sang et dans les tissus du corps, par l'accès continu de l'oxygène, favorisé par la respiration, sont les principales causes de la chaleur propre. Le sang qui circule continuellement dans tous les points de notre organisme, distribue très-uniformément la chaleur dans tout le corps, qui présente, dans les différents points, des différences très-légères dans la température. Comme les processus chimiques qui se passent dans les tissus et les organes n'ont pas lieu avec une égale vitesse, le sang qui abandonne quelques organes est plus chaud de quelques dixièmes de degré que celui d'autres organes. La température des parties qui renferment peu de sang est généralement un peu plus basse, quand on la compare à celle des parties qui en contiennent beaucoup. De même, la température doit être plus basse dans les parties où les conditions du refroidissement sont plus grandes, que dans celles où le refroidissement est moins favorisé; ainsi, la température du nez, des oreilles, des extrémités est généralement plus basse que dans la cavité axillaire, sous la langue, dans le rectum, dans le vagin. La température du sang est plus basse dans le ventricule gauche que dans le ventricule droit, par suite du refroidissement du sang dans son passage à travers les poumons. Le sang des veines cutanées est plus froid que celui des artères de la peau, par suite du refroidissement considérable de la surface cutanée. Le sang de la veine cave inférieure, qui vient des viscères abdominaux, est plus chaud que celui de la veine cave supérieure et du ventricule droit.

De tout cela, nous pouvons tirer cette conclusion générale : la température d'une certaine partie du corps est déterminée : 1° par la plus ou moins grande quantité de chaleur qui a été apportée; 2° par la plus ou moins grande quantité de chaleur qui s'est développée à cet endroit donné lui-même ; et 3° enfin par les conditions locales qui favorisent plus ou moins le refroidissement. Chez un homme sain, le thermomètre, placé dans l'aisselle, indique habituellement une température de 37° centigrades. Sous la langue, dans le rectum et dans le vagin, la température est un peu plus élevée de quelques dixièmes de degré. Les variations de la température sont très-minimes chez un homme sain ; elles dépassent rarement, soit qu'elle s'élève, soit qu'elle s'abaisse, un demi-degré. Le plus souvent cette température augmente vers le soir de 0° 5 centigrades et s'abaisse vers le matin de 0° 5. Ces élévations de température, qui se montrent le soir, n'apparaissent que quelques heures après que l'on a pris de la nourriture, et se continuent également dans les cas où l'homme ne prend rien. Une telle continuité de la température animale, ses variations insignifiantes quand change la température ambiante, quand on digère diverses quantités de nourriture et de boissons de qualités très-diverses, tout cela n'est possible que par l'aptitude que possède l'organisme animal de rendre plus ou moins de chaleur, suivant qu'elle se produit dans le corps.

PROCESSUS DE L'ABAISSEMENT DE TEMPÉRATURE DU CORPS. — L'organisme animal perd sa chaleur de différentes manières : sous forme de rayonnement, sous forme d'enlèvement direct dans un milieu plus froid, par l'évaporation et l'excrétion de divers produits liquides et gazeux; il se produit enfin des pertes de chaleur dans l'accomplissement d'un travail mécanique; alors la chaleur se change en mouvement.

La peau et les poumons sont les organes au moyen desquels le corps humain se refroidit le plus.

La déperdition de l'eau sous forme de vapeur et sous forme liquide dans la transpiration forme la partie la plus capitale et la plus essentielle du refroidissement par la peau. Le refroidissement du corps par les poumons est bien moins considérable que par la peau, parce que dans l'excrétion de l'eau sous forme de vapeur et de divers produits gazeux, une certaine quantité de chaleur ne se trouve pas entraînée.

Cette faculté que possèdent la peau et les poumons d'amener du refroidissement rend possible à l'homme de supporter pendant quelques minutes de très-hautes températures, sans que sa chaleur propre augmente beaucoup. C'est ainsi que Berger et de La Roche ont pu tenir pendant huit à seize minutes dans une température de 100 à 127° centigrades. Blagden est resté plusieurs minutes dans une température sèche de 79° centigrades, et sa chaleur propre n'augmenta que d'un degré centigrade.

D'un autre côté, la déperdition de la chaleur diminue considérablement par l'évaporation cutanée sous l'influence du froid. En même temps, ainsi que le montrent des expériences directes par des bains froids, la production de la chaleur augmente dans le corps ; les processus chimiques, qui forment la base du développement de la chaleur, se font plus rapidement ; la combustion des matériaux a lieu avec plus de rapidité, et l'augmentation dans la quantité d'aliments ingérés couvre l'accroissement de la perte. Plus la chaleur se développe, plus sa déperdition est rapide. Un homme sain développe plus de chaleur quand il contracte ses muscles, que quand il est en repos. Mais si la déperdition de la chaleur par la peau et les poumons s'accroît proportionnellement, ainsi que cela a lieu chez un homme sain, la température du corps ne varie pas, bien qu'il y ait augmentation dans la production de la chaleur, où elle ne s'accroît que d'une façon très-insignifiante, et s'abaisse même quelquefois pendant les mouvements ; cela trouve son explication dans la transformation de la chaleur en mouvement, et peut-être constaté par une expérience directe. Si la déperdition de la chaleur par la peau et les poumons est insuffisante, par suite de quelque particularité de l'organisme, la température augmente considérablement dans les mouvements forcés du corps.

J'ai observé que de deux hommes qui avaient monté, en trois minutes, une hauteur de trente mètres, chez l'un, la température avait baissé de quelques dizièmes de degré, et que, chez l'autre, au contraire, de 36° 7 centigrades, elle s'était élevée à 38° 2; — donc qu'elle avait augmenté de 1° 5. — Le premier était petit de taille, fluet; le second était d'une taille au-dessus de la moyenne et avait assez d'embonpoint. Le premier, après être monté sur la hauteur, n'éprouvait pas le moindre besoin de respirer; le second était hors d'haleine. Le corps du premier se trouvait, par sa petite taille et sa bonne capacité pulmonaire, dans des conditions favorables au refroidissement. Le tractus intestinal de l'autre, qui était un peu ballonné, opposait un obstacle assez grand aux contractions du diaphragme dans les inspirations, et bien que la fréquence de ses mouvements respiratoires ait été augmentée, ils étaient cependant bien plus superficiels que chez l'homme fluet. Par suite de cette imperfection des mouvements respiratoires, la déperdition de la chaleur ne se fit probablement pas avec assez de rapidité; la chaleur fut retenue dans le corps, ce qui eut pour conséquence une augmentation de 1° 5 dans la température; bien que, dans les deux cas, l'accomplissement du travail mécanique ait été à peu près le même. On pourrait répliquer que chacun de ces deux sujets a eu à transporter, dans le même temps et à la même hauteur, une charge différente, puisque le poids du corps différait aussi. Mais le système musculaire de celui qui était le plus lourd était développé d'une façon tout à fait proportionnelle, et la quantité relativement plus grande des produits d'oxydation, ne devait amener aucun accroissement remarquable dans la température, s'il existait des conditions favorables au refroidissement, et si ce refroidissement devait se produire avec autant de rapidité que chez le sujet de petite taille.

Régularisation de la chaleur du corps. — L'homme sain possède ainsi la faculté d'échauffer son corps, et de conserver cette température au même degré avec des variations très-insignifiantes. Cette fixité de la température est déterminée par cette aptitude de l'organisme à perdre plus ou moins de chaleur d'un côté ; de l'autre, à produire également plus ou moins de chaleur, suivant qu'il en perd ou qu'il en retient. De quelle manière et par quel mécanisme se produit cette régularisation ? Existe-t-il pour cela quelque centre général dans le système nerveux, ou cette balance est-elle la conséquence inévitable des divers processus chimicophysiques qui se passent dans l'organisme animal ?

Comme on le sait, le corps humain possède une aptitude très-grande à balancer certaines causes qui agissent sur les fonctions de ses différents organes en les modifiant. Cette aptitude peut, dans quelques cas, être recherchée avec la plus grande exactitude. On peut citer, avec précision, des appareils tout entiers qui peuvent amener la compensation de certaines fonctions. Dans d'autres cas, nous n'observons que le résultat définitif de la balance qui en a été le résultat, et nous ne possédons pas de faits assez positifs pour en expliquer le mécanisme. Le nerf vague qui régularise le rhythme du cœur, nous permet d'expliquer le développement d'une hypertrophie cardiaque, quand il existe des obstacles à l'activité de cet organe. L'existence d'un centre nerveux, pour les mouvements respiratoires, explique l'accélération de ces mouvements, quand la surface respiratoire des poumons se trouve diminuée, ou quand des produits d'une oxydation incomplète s'accumulent dans le corps. L'ingestion de l'eau et des aliments est régularisée par la sensation de la soif et de la faim. Des quantités assez grandes d'eau introduites dans le corps appellent un accroissement dans l'excrétion de ce liquide au moyen de la sueur, de l'urine et de l'exhalation pulmonaire. L'accroissement dans l'ingestion de la viande est suivie d'un accroissement dans l'excrétion de l'urée, produit d'oxydation des matières albuminoïdes. Et, malgré l'excédant qui se présente souvent, ou le défaut d'ingestion de nourriture et de boisson, l'homme adulte, à l'état normal, conserve pendant des mois, et même pendant des années, le même poids, qui ne représente, quotidiennement, que des variations très-légères. Comment se soutient cet équilibre de la recette et de la dépense du corps? Existe-il pour cela aussi un régulateur général comme pour l'activité du cœur, pour les mouvements respiratoires, pour l'ingestion des aliments ou des boissons, ou cette balance ne se fait-elle qu'indépendamment de quelque centre nerveux général, et résulte-t-elle inévitablement de toute une série de processus physico-chimiques? C'est à quoi nous ne pouvons pas répondre exactement.

Cependant, quelques faits parlent en faveur de l'existence de centres nerveux qui ont une influence sur l'excrétion, hors du corps, de quelques produits. La physiologie expérimentale a reconnu quelques-uns de ces centres; l'existence des autres peut-être supposée, en se basant sur les observations qui ont été faites sur les organismes animaux sains et malades.

La lésion d'un certain endroit de la fossette losangique (plancher du quatrième ventricule) amène une excrétion considérable d'eau par les reins. La lésion d'un point situé dans le voisinage détermine l'apparition du sucre dans l'urine. D'un autre côté, on voit chez des malades que la polyurie insipide, ainsi que le diabète sucré, avec ou sans polyurie, peuvent se montrer comme des symptômes d'affections cérébrales.

Maintenant, en considérant des faits de ce genre, avons-nous raison de regarder l'excrétion de l'eau par les reins comme un processus physico-chimique exclusif? Pouvons-nous admettre qu'elle soit une filtration simple, par un filtre qui ne serait soumis à aucune influence étrangère, et où la quantité du liquide qui le traverse ne dépendrait que du degré de dilution du produit filtré? Il est manifeste que ce filtre lui-même, et très-probablement la lumière des vaisseaux que traversent les liquides, se trouvent soumis à des modifications placées sous l'influence d'un appareil nerveux situé au centre.

L'excrétion de l'eau par la peau se trouve placée toutefois sous l'influence du système nerveux. Quelle est la personne chez laquelle des causes psychiques n'ont-elles pas amené de transpiration? Quelquefois même l'usage continu de boissons chaudes peut n'être suivi d'aucune transpiration, et l'arrivée du médecin auprès du malade appelle chez ce dernier une forte sueur.

De nombreuses observations, prises auprès des malades affectés de diverses altérations cérébrales, peuvent servir de preuves à l'influence des nerfs sur l'excrétion cutanée. Dans quelques cas, la peau des malades excrète, dans les attaques d'apoplexie, de très-grandes quantités de sueurs. Très-souvent, j'ai observé chez des hémiplégiques une tendance particulière des extrémités paralysées à la sueur. Je dois provisoirement faire observer que cette tendance à la transpiration peut se rencontrer aussi bien quand les extrémités paralysées présentent une élévation de température, que quand elles présentent un abaissement.

Tous ces faits permettent d'admettre, dans le système nerveux central, l'existence d'appareils dont l'excitation ou la dépression doivent avoir une influence sur la sécrétion de la sueur. Seulement, en admettant une influence nerveuse de ce genre, on peut expliquer quelques-uns des phénomènes que l'on observe dans la production de cette sueur. C'est ainsi, par exemple, qu'il existe dans quelques états pathologiques une tendance particulière à la transpiration (ainsi dans la fièvre qui accompagne la phthisie pulmonaire). Quand on observe des malades de ce genre, on peut se convaincre facilement que la sécrétion sudorale se montre surtont très-fort au moment du sommeil, quand l'activité de l'appareil cérébral se trouve essentiellement modifiée.

D'après cela, peut-on nier la possibilité qu'il existe des appareils nerveux qui exercent une influence sur la totalité de la sécrétion de la sueur, lorsque d'ailleurs il existe des faits établis sur l'expérimentation qui montrent l'existence de ces appareils nerveux sur d'autres appareils sécréteurs ; ainsi les recherches de Ludwig sur la sécrétion salivaire? Sans doute, avec le temps, la physiologie expérimentale pourra déterminer d'une manière positive les mécanismes nerveux que nous supposons agir sur la sécrétion de la sueur.

On sait que l'eau est excrétée par la peau, non-seulement sous forme de transpiration, mais qu'une partie très-considérable de ce liquide se trouve éliminée par la perspiration. Cette espèce de perte de liquide dépend à un haut degré de l'état de la circulation sanguine dans la peau. Plus les vaisseaux sont fortement gorgés de sang, plus la circulation y est rapide, et plus il existe de conditions pour le développement de cette évaporation. En examinant combien la circulation du sang dans la peau est soumise à l'influence du système nerveux central, on doit admettre que cette espèce de déperdition de liquide, hors du corps, dépend toutefois des appareils nerveux centraux. La section de la portion cervicale du sympathique, chez les animaux, est accompagnée d'une dilatation de la lumière des vaisseaux dans la moitié correspondante de la tête. La section de la moëlle épinière détermine la dilatation des vaisseaux situés au-dessous de l'endroit de cette section. Des influences psychiques changent très-manifestement la lumière des vaisseaux cutanés : la peau rougit ou pâlit suivant l'individu et suivant le caractère des causes psychiques. Quand il existe des foyers morbides dans le cerveau, nous pouvons nous convaincre souvent que le centre vaso-moteur de l'une ou de l'autre moitié de la tête participe à l'affection, puisque dans quelques formes paralytiques, les parties atteintes sont ou plus chaudes et plus rouges, ou plus froides et plus pâles que ne le paraissent les parties saines.

En admettant l'existence de centres nerveux qui ont une influence sur la quantité du liquide excrété, la conservation continue de l'équilibre de la quantité d'eau contenue dans le corps, rend très-admissible l'hypothèse de la faculté régulatrice de ces centres nerveux. Si l'on admet un tel centre qui régularise l'excrétion de l'eau hors du corps, l'hypothèse de Virchow, sur l'existence d'un appareil nerveux qui régularise la chaleur du corps, doit en être la conséquence nécessaire.

On a montré plus haut que la peau est un des appareils principaux du refroidissement chez l'homme. Les déperditions d'eau par la peau, sous forme de transpiration ou sous forme d'évaporation dans la perspiration, qui doivent se montrer sous l'influence des appareils nerveux centraux, sont accompagnées d'une perte plus ou moins considérable de chaleur. Si, par suite d'une cause ou d'une autre, comme la contraction musculaire, il se développe plus de chaleur dans le corps, les vaisseaux sanguins de la peau se dilatent, la quantité de sang qui y circule augmente, et les conditions qui favorisent le refroidissement de l'organisme s'accroissent. L'augmentation de la déperdition de l'eau, sous forme de sueur et d'évaporation qui s'y ajoute, aurait de son côté la perte de la chaleur. L'accélération de la respiration, qui augmente sous l'influence des mouvements, introduit dans l'organisme de nouvelles conditions qui accroissent la perte de chaleur, et cette perte de chaleur, qui s'accroît ainsi par l'intermédiaire de la peau et

des poumons, conduit en définitive à ce fait que la
température du corps, malgré l'augmentation dans la
production de la chaleur, ou ne s'élève pas du tout, ou,
lorsqu'il se produit une élévation de la température,
elle n'est que très-insignifiante, et quelquefois, ainsi
que cela a été dit plus haut, il en résulte même un
abaissement. Le pouvoir réfrigérant de la peau est si
grand que la température du sang d'un animal peut
baisser quand le refroidissement a lieu trop rapidement.
C'est ainsi que la section de la moëlle épinière, qui
détermine une dilatation de la lumière des vaisseaux,
se trouve accompagnée d'une très-forte diminution de
la température générale du corps.

ELÉVATION ANORMALE DE LA TEMPÉRATURE. — Dans
le cas actuel, nous avons trouvé chez le malade une
température de 40°, au lieu de la température normale
de 37° centigrades. On peut, dans cette élévation de
température, supposer les choses suivantes : Ou bien il
existe dans le corps des conditions qui diminuent le
refroidissement, et la production de chaleur ne se
trouve ainsi pas augmentée; en d'autres termes, la
chaleur est retenue dans le corps; ou bien cette production de chaleur est tellement accrue, que les conditions
habituelles qu'offre l'organisme pour le refroidissement
ne suffisent plus pour conserver la température normale; ou enfin ces deux conditions existent simultané-
ment.

La quantité quotidienne d'urée se montait chez notre
malade à 26 grammes. Si nous considérons que, pendant
quelques jours, ce sujet n'a presque pas pris d'ali-

ments, cette quantité, qui est le produit d'oxydation de sa substance albuminoïde propre, doit paraître assez forte, et nous justifie d'admettre dans le corps une augmentation dans le processus de combustion. Comme on le sait, l'homme peut produire tous les jours des quantités très-considérables d'urée, sans élévation de la température du corps. Dans le diabète sucré, les malades excrètent tous les jours 70 grammes, 100 grammes d'urée, et, malgré cela, ils présentent non-seulement peu d'élévation de la température, mais assez souvent même un abaissement de cette température.

Nous n'avons pas le droit de ne regarder, dans le cas actuel, l'élévation de la température que comme le résultat d'un accroissement de l'oxydation des substances albuminoïdes, et cela d'autant plus que nous savons que quand il y a dans le corps augmentation dans le processus de combustion, la déperdition de la chaleur devient plus grande. Bien qu'ici les produits de combustion aient augmenté, du moins sous forme d'urée, cette quantité n'est cependant pas tellement grande, qu'un organisme normal ne soit pas en état de balancer la chaleur qui s'est développée dans ce processus, si la puissance de refroidissement de la peau et des poumons n'était pas modifiée.

MODIFICATIONS DU POIDS DU CORPS DANS L'ÉLÉVATION DE LA TEMPÉRATURE. — Cela est d'autant plus vraisemblable, quand nous considérons les modifications qui surviennent dans le poids de notre malade, dans le cours de sa maladie. Pendant les sept premiers jours de l'observation (du cinquième au onzième jour de la ma-

ladie inclusivement), quand la température du corps
était élevée (jamais au-dessous de 39°2, et quand il y
avait exacerbation le soir presque jusqu'à 40°), le malade perdit 2,500 grammes, ce qui donne une perte
quotidienne de 357 grammes. Les deux jours suivants,
la température ayant baissée jusqu'à 38°, la perte de
poids alla jusqu'à 2,250 grammes, 1,125 grammes par
jour. Dans le premier cas, la diminution quotidienne
du poids fut de 0,67 °/₀ ; dans le second, de 2,2 °/₀.
Pendant les sept premiers jours, le malade ne mangea
presque rien et ne prit tous les jours que quelques
cuillerées de lait. Quand le poids du corps diminua
considérablement, les jours où la température baissa,
il n'y avait pas de diarrhée, et la plus grande partie de
la perte de poids devait être mise sur le compte de
l'augmentation de l'excrétion de l'eau par la peau et
les poumons, ainsi que nous le verrons plus tard, en
examinant plus attentivement et dans ce but d'autres
malades.

Des pesées nombreuses du malade, quand il présentait une haute température, sans qu'il y eut de complications accidentelles sous forme de diarrhée, de sueurs
profuses ou d'autres grandes pertes accidentelles de
liquides, nous ont conduit à cette conclusion que quand
la température du corps est élevée, les pertes de poids
qui en résultent augmentent surtout dans les jours où
cette température s'abaisse ; toutefois, quand la température est élevée au moment de la fièvre, le poids du
corps reste quelquefois pendant deux jours sans présenter de modifications.

Comme, dans l'élévation de la température, le ma-

lade excrétait de l'urée et même en quantité relativement assez grande, eu égard au peu d'aliments qu'il
ingérait, il y avait une augmentation relativement assez
considérable dans la combustion du corps, et on ne peut
expliquer la diminution si légère du poids, à cette
haute température, que par une rétention de liquide
qui, lorsque la température du corps est plus élevée,
se trouve ingéré en plus ou moins grande quantité.

En même temps que la chaleur baisse, le poids du
corps des malades diminuait considérablement dans la
plupart des cas, bien qu'ils eussent pris plus de nourriture que quand leur chaleur était élevée.

En admettant une rétention de liquide dans l'organisme, nous devons admettre aussi une diminution dans
la déperdition de la chaleur, et cela seul pouvait, bien
que la production de chaleur n'ait pas été relativement
très-élevée, amener un haut degré de température dans
le corps. Chez notre malade nous avons le droit, en
nous basant sur l'excrétion de 26 grammes d'urée, en
même temps qu'il y a défaut de nourriture, et en nous
étayant sur la diminution constante du poids, d'admettre également un accroissement dans le processus
de combustion. Ce processus ne serait pas par lui-
même en état d'amener une augmentation de chaleur,
si les fonctions des organes qui favorisent le refroidissement du corps étaient à l'état normal.

Cependant il n'y a pas, dans chaque élévation de
température, diminution dans la déperdition de la
chaleur. En effet, en pesant notre malade, nous avons
observé entre autres un cas de typhus abdominal, compliqué de fièvre récurrente, dans lequel, après l'abais-

sement de la température, et quand la perte du poids
du corps, qui augmentait généralement, s'était arrêtée
à partir du quatrième jour après la chute de la fièvre,
ce poids commença à augmenter rapidement. En cinq
jours, où la fièvre ne se montra pas, le poids augmenta
de 54,600 grammes à 58,350, donc de 3,750 grammes ;
ce qui fait par jour un peu plus de 750 grammes ; alors
se montra un œdème des pieds. Au trente-neuvième
jour de la maladie et au treizième jour de l'état afébrile, la température du corps s'éleva de nouveau, et
en deux jours, le poids tomba à 56,500 grammes, donc
de 1,850 grammes ; ce qui faisait par jour une perte de
925 grammes ; de plus, l'œdème diminua manifestement. Il faut cependant remarquer qu'après que cette
élévation de température, qui avait duré deux jours, se
fut arrêtée, la perte quotidienne du poids, à une température de 36°7 centigrades, était de 1,950 grammes ;
l'œdème disparut alors complètement. Comme pendant
cette perte rapide de poids, il n'existait aucune diarrhée, ni aucun autre accident qui aient pu l'expliquer,
il fallait donc la placer surtout sur le compte du liquide
excrété par la peau et les poumons. La perte quotidienne du poids de 925 grammes et la diminution
prononcée de l'œdème, dans l'élévation de la chaleur,
montrent que, dans certaines conditions, quand la chaleur du corps est élevée anormalement, la déperdition
de l'eau par la peau et les poumons peut augmenter
d'une façon absolue. Malgré cela, la perte de poids a
été bien plus considérable quand la température baissait.

Les pesées quotidiennes de la plupart de nos malades

qui étaient atteints de fièvre récurrente, de typhus exanthématique, de pneumonie, de typhus exanthématique, compliqué de fièvre récurrente, nous ont donné, en général, les résultats suivants : quand la chaleur est élevée, le poids du corps diminue continuellement; cette diminution du poids se produit d'une façon bien plus rapide quand commence l'abaissement de la température, de telle sorte que le premier jour qui suit cette diminution de chaleur, les pertes quotidiennes de poids sont le plus considérables. Plus il se passe de temps depuis le moment où la fièvre a cessé, moins les pertes sont considérables; enfin, le poids commence à augmenter, et cela a lieu généralement au commencement d'une manière bien plus rapide que par la suite. Quand le poids augmentait rapidement, il apparaissait habituellement de l'œdème. Lorsque dans ces cas, la température du corps s'élevait de nouveau, les pertes de poids augmentaient également, et étaient bien plus considérables quand la température qui se montrait la seconde fois avait cessé de s'élever. Dans les cas où l'on observait la diarrhée, quand la température s'élevait, la diminution de poids du corps n'était pas aussi régulière. Ici, les pertes de poids étaient très-considérables quand la chaleur était élevée, comme lorsqu'elle s'était abaissée. Si nous nous rappelons que la plupart des malades qui ont été pesés, quand leur chaleur était élevée, n'avaient pas d'appétit, et que cet appétit ne se montrait qu'au moment où la température baissait, et se trouvait en partie satisfait, on doit supposer que les pertes de poids sont au fond plus grandes quand la température s'abaisse, que nous ne l'avons observé. Les variations quoditiennes de poids de notre malade pendant l'élévation de la température ou quand elle avait cessé, se montaient à 50, 100, 200, 400, et enfin 2,000 grammes. Dans les cas rares, elles atteignaient une augmentation ou une diminution de poids de 3000 grammes. Lorsque, par exemple, la diminution habituelle du poids du sujet, quand la chaleur était élevée, se montait à 100 grammes, la perte de poids augmentait pendant l'abaissement de la chaleur, quelquefois du double, du triple et du quadruple. Lorsque, au moment de l'élévation de la chaleur, la perte quotidienne du poids était égale à 400 grammes; lorsque la température baissait, le poids tombait de 1,000 à 1,500 grammes.

Cette diminution du poids ne correspondait pas chez les différents sujets à l'élévation de la température; quelques-uns perdaient moins en poids quand la chaleur fébrile était élevée, que d'autres quand cette chaleur était basse. Dans peu de cas, on ne remarquait, quand la température était très-élevée pendant deux jours, absolument aucune perte de poids, qui se montrait seulement quand la température baissait. On peut dire, en général, que les pertes de poids, quand la chaleur est élevée, étaient surtout considérables, lorsque le malade avait perdu connaissance, lorsque, probablement, la déperdition de liquide n'était pas suffisamment couverte par l'ingestion des boissons.

Chez les malades qui présentaient des processus chroniques au sommet des poumons, on observe, bien que leur chaleur soit très-élevée, malgré les sueurs profuses, des variations bien moins grandes dans le poids du corps, que chez ceux qui présentent diverses affections typhoïdes. Cette différence prononcée est déterminée probablement par l'ingestion de quantités très-grandes de nourriture et de boissons, et, par suite, le poids du corps lui-même, chez des malades de ce genre, augmente quelquefois, même un peu, malgré l'élévation de la chaleur.

J'ai observé aussi une augmentation du poids du corps, dans le cours d'une légère fièvre récurrente, chez un jeune garçon de douze ans; on peut le voir dans le tableau suivant :

	TEMPÉRATURE		POIDS.	
	du matin.	du soir.		
1er jour de fièvre,	39°5		34,500gr.	
2e jour de fièvre,	36°6	38°	34,980gr.	(Sueurs, délire dans la nuit.)
3e jour de fièvre,	37°6	38°	35,250gr.	(Sueurs, délire dans la nuit.)
4e jour de fièvre,	36°	36°7	36,080gr.	
5e jour, sans fièvre.				
6e jour, sans fièvre.				
7e jour, également sans fièvre,			36,700gr.	

Dans ce cas, le malade resta levé ; son appétit était diminué, mais la soif était augmentée, et il est très-probable que l'augmentation de la quantité d'eau ingérée était la cause de l'augmentation du poids, puisque ce liquide n'était pas excrété en quantité suffisante.

Pour baser nos observations sur les variations du poids chez des malades pendant que la chaleur du corps est élevée, et pendant l'abaissement qui la suit, je me regarde comme en droit de conclure que, pendant que la température s'élève anormalement, l'eau n'est pas excrétée hors du corps en quantité suffisante, mais elle y est retenue, et elle se trouve éliminée en plus grande quantité pendant que le corps perd de sa chaleur. Ce n'est que par cette rétention de liquide que l'on peut expliquer les pertes relativement insignifiantes de poids, quand la température est élevée, et qui augmentent quand elle diminue.

Si nous n'admettions, quand la température du corps se trouve élevée d'une façon anormale, qu'une diminution dans l'abaissement de la chaleur, et si nous contestions un accroissement dans le processus de combustion, nous ne devrions, sous l'influence d'une élévation de la température, trouver aucune perte de poids : la quantité des produits d'oxydation qui étaient excrétés devait être plus faible qu'à l'état normal. Généralement, cependant, la quantité d'urée et d'acide urique s'accroît lorsque la chaleur est élevée et quand la quantité de nourriture est diminuée ; cette augmentation des produits d'oxydation doit être mise sur le compte de la consomption du corps même du malade.

Sans doute, il nous arrive, comme à d'autres observateurs, de rencontrer des cas où la chaleur du corps s'était élevée, bien qu'il n'ait été excrété qu'une très-petite quantité d'urée et d'acide urique. Comme on le sait, la production de chaleur dans le corps peut avoir lieu non-seulement aux frais des substances albuminoïdes seules, mais encore aux frais des corps hydrocarbonés ; car il se développe pendant leur combustion plus de chaleur que pendant la combustion des matières albuminoïdes. Les cas d'élévation de la température, avec formation insuffisante de produits d'oxydation des matières albuminoïdes, peuvent donc ainsi s'expliquer par une oxydation prépondérante des corps hydro-carbonés. Chez un homme sain, quand il y a diminution de la déperdition de chaleur, la combustion doit être plus faible ; il doit donc se produire une diminution dans la production de la chaleur.

DES CAUSES PROCHAINES DE L'ÉLÉVATION ANORMALE DE LA TEMPÉRATURE. — Lorque nous trouvons que la température du corps est augmentée, nous devons, d'après ce qui a été dit, d'un côté, supposer une augmentation dans la production de la chaleur, ou en d'autres termes, une augmentation dans la combustion du corps ; d'un autre côté, une diminution dans la déperdition de la chaleur.

Maintenant que nous savons qu'un homme sain possède la faculté de régler sa chaleur, puisque son corps est plus ou moins refroidi au moyen de l'appareil régulateur que nous avons admis, il faut aussi admettre dans les élévations de la température une cause particulière qui agit sur cet appareil nerveux en le troublant.

Si nous injectons le sang d'un animal qui présente une élévation anormale de la température dans le sang d'un animal sain, au bout d'un certain temps, la température de ce dernier semblera anormalement élevée. L'injection de sang d'animaux fébricitants, de sérosité purulente, de matières extraites de divers organes enflammés, etc., dans le sang d'animaux sains, détermine chez eux une élévation de la température du corps, ainsi que beaucoup de recherches permettent de le voir.

En nous basant sur ces faits, nous avons le droit de supposer, dans le corps d'un sujet fébricitant, l'existence d'une substance qui accélère le processus de combustion dans le corps, et qui, en même temps, n'excite pas l'activité des organes qui agissent sur l'abaissement de la chaleur du corps. Par suite de cela, l'activité de ces organes est insuffisante pour conserver la chaleur dans des limites normales. Il est possible que, sous l'influence des causes qui amènent une élévation de la température, il se développe dans le corps des produits intermédiaires d'oxydation qui stimulent d'un façon insuffisante l'appareil nerveux qui agit sur l'abaissement de la température ou le dépriment. La présence de ces produits, incomplètement oxydés, est d'autant plus vraisemblable, si nous nous rappelons que quand il y a abaissement de la température du corps, en même temps qu'il y a augmentation de la perte de poids, souvent la quantité de l'urée et de l'acide urique qui sont excrétés augmente, ainsi que nous avons eu assez souvent l'occasion de l'observer dans le typhus pétéchial et chez les malades affectés de fièvre récurrente.

Cette théorie chimique de la fièvre, une fois admise, on explique très-facilement la plupart des processus fébriles qui se montrent dans le cours des maladies les plus diverses. Dans la plupart des processus pathologiques qui amènent un état fébrile, il se développe et il se présente dans la masse des liquides en circulation des matériaux qui accélèrent le processus d'oxydation dans le corps; l'oxydation est alors incomplète, ainsi que l'abaissement de la température, par suite de l'influence anormale qu'exercent les produits de l'oxydation incomplète sur les centres nerveux qui régularisent cette diminution de la chaleur. Malgré cela, il peut se produire un état fébril, par exemple sous l'influence du cathétérisme; alors on ne peut admettre, dans la masse des liquides en circulation, aucune transformation de substances qui augmentent les produits d'oxydation. Une fièvre de ce genre trouve son explication dans une altération fonctionnelle du centre régulateur, sous l'influence de l'irritation de nerfs sensibles. Chez quelques individus, des accès de fièvre se développent même sous l'influence de causes psychiques, ce qui permet de penser à la possibilité de l'irritation de ces centres venant du cerveau. On observe quelquefois une élévation considérable de la température du corps, immédiatement après une attaque d'apoplexie, à la suite des causes les plus variées, qui ou bien modifient les fonctions d'une grande partie du cerveau ou les suspendent complètement; c'est ce que l'on voit à la suite d'une hémorrhagie dans la substance cérébrale, à la suite de l'obstruction d'une des artères cérébrales, etc. Lorsque dans un de ces cas il se développe une haute température, nous n'avons pas de base suffisante pour admettre une substance chimique quelconque qui aurait produit un accroissement de combustion avec insuffisance dans l'abaissement de la température, d'autant plus que nous avons des expériences faites sur des animaux, qui nous permettent de voir que, dès que l'on a opéré la section de la moëlle allongée, à sa limite avec le pont de Varole, la température du corps augmente considérablement

(Tschischichin). Cela permet de supposer dans le cerveau un centre qui exerce une influence sur le refroidissement du corps; quand il a été enlevé ou irrité, le refroidissement du corps diminue, ce qui a pour résultat une élévation de température de ce dernier.

Il résulte de ce qui a été dit que, quand la température du corps s'élève d'une façon anormale, les centres nerveux qui régularisent le refroidissement du corps présentent l'importance la plus essentielle. Lorsque les fonctions de ce centre sont à l'état normal, l'accroissement de l'oxydation et l'augmentation consécutive dans la production des unités de chaleur ne peuvent conduire à aucune élévation de la température du corps. Car il se forme dans le corps, proportionnellement à la combustion, des matières dont l'influence sur les appareils nerveux s'exprime par une augmentation dans le refroidissement. Mais si l'activité normale de ces appareils nerveux subit une altération sous l'influence de produits chimiques, qui se développent dans le corps à la suite d'une oxydation qui est augmentée, bien qu'incomplète; ou si la fonction de ces appareils subit des altérations sous l'influence de leur irritation directe ou de leur dépression (par exemple par un épanchement de sang dans la substance cérébrale); ou si enfin leur activité est altérée par une irritation mécanique de quelques nerfs périphériques, il en résultera une élévation plus ou moins considérable de la température du corps. Dans un cas, cette élévation de température résulte d'une augmentation de combustion avec diminution concomitante du froid: dans d'autres cas, la production de chaleur ne peut pas être augmentée dans le corps, mais les pertes de chaleur ne sont que diminuées, par suite d'un trouble dans l'innervation des appareils nerveux centraux, qui régularisent la diminution de la chaleur. L'élévation de la température, déterminée par diverses causes, est accompagnée de son côté de divers phénomènes dans les processus d'oxydation du corps. Dans un premier cas, ces processus sont habituellement augmentés d'une façon plus ou moins considérable, ce que montre l'accroissement dans l'excrétion des produits d'oxydation du corps. Quand il y a élévation de la température à la suite d'une diminution dans le refroidissement, et d'une augmentation concomitante dans la combustion, la quantité d'urée, d'acide urique et de pigment urinaire, augmente considérablement dans l'urine. Quand la chaleur s'élève sous l'influence, par exemple, du cathétérisme, l'urine est généralement peu colorée, et les quantités des produits d'oxydation des matières albuminoïdes qu'elle renferme ne sont pas augmentées. Des femmes qui ont le système nerveux très irritable peuvent souvent présenter une élévation anormale de la température, sans augmentation de la combustion du corps. Dans la pratique, ces élévations de température sont quelquefois connues sous le nom de fièvre nerveuse, et souvent elles ne se bornent pas seulement à une sensation subjective de l'état fébrile sous la forme de chaleur et de frisson, ce dont les sujets nerveux se plaignent assez souvent; mais on peut observer de plus, d'une manière objective, une élévation réelle de la température. En même temps, l'excrétion des produits d'oxydation du corps n'augmente pas, la nutrition n'est pas très-entravée, comme pendant que la température se trouve élevée avec augmentation concomitante de la combustion. Il est vrai que dans les fièvres avec augmentation de la combustion, on peut quelquefois n'observer non-seulement aucune augmentation, mais même une diminution de la quantité d'urée. Comme nous remarquons ici en même temps une augmentation dans la consomption du corps qui s'indique par l'amaigrissement, la perte du poids, on peut supposer que dans ces cas la combustion a lieu surtout aux frais des composés hydro-carbonés ; il se développe alors plus de chaleur que dans la combustion des matières albuminoïdes.

Une participation si grande du centre nerveux au développement de cette haute température, détermine très-probablement la disproportion qui existe assez fréquemment entre la haute température du corps et la quantité des produits d'oxydation qui se trouvent excrétés, de même qu'elle amène dans quelques cas la disproportion que l'on trouve entre les causes qui produisent une augmentation dans l'oxydation, et l'élévation consécutive de la température. Ces phénomènes ont probablement pour base une irritabilité de ces centres nerveux, qui varie chez les différents sujets.

De la fièvre et de l'état fébrile. — Comme le processus de l'élévation de la température que nous ne pouvons expliquer qu'en ayant recours à des hypothèses, peut se développer, il est en réalité très-juste qu'il y ait des conditions, au milieu desquelles la température du corps dépasse de quelques degrés la limite normale (la plus haute température observée chez l'homme, a

été de 44° 7)? On s'est accordé actuellement à nommer
fièvre cet état pathologique de l'organisme. Ainsi,
toute élévation de la chaleur du corps, au-delà des
limites normales, serait appelé fièvre, que cette élévation soit accompagnée d'autres phénomènes pathologiques ou non.

Peut-être que cette définition de l'état fébrile semblera trop étendue à plus d'un médecin, et que l'on
pourra lui opposer les arguments suivants : Tout individu peut, par un mouvement forcé, donner à son
corps une chaleur beaucoup plus considérable qu'à l'état
normal; cet état peut-il être décrit comme étant la
fièvre ? D'après notre définition, cet état peut, au même
droit, être appelé « fièvre » comme celui qui, par
exemple, accompagne une pneumonie. Un homme qui
exécute des mouvements qui échauffe son corps de façon
à lui faire atteindre une chaleur fébrile, peut à ce
moment ne pas être bien portant, il a de la fièvre,
seulement la fièvre est de très-courte durée. En effet,
l'accroissement des mouvements musculaires dans un
temps relativement court, développe tant de chaleur,
tant de produits d'oxydation, que les fonctions physiologiques normales des différents organes ne suffisent
plus pour rétablir l'équilibre de la chaleur du corps.
Un mouvement modéré qui n'élève pas la température
jusqu'au delà de la normale, n'est pas une cause pathologique. Un mouvement forcé au contraire, dont les
suites sont insuffisamment balancées par l'organisme,
devient la cause d'un état pathologique. Nous avons
déjà dit plus haut comment un seul et même mouvement, agit différemment sur les divers organismes.

Variations diverses de la température pendant la marche, le développement et la terminaison de l'état fébrile. types fébriles. crise et lysis. — En observant des sujets qui présentent un état fébrile, à la suite d'une cause ou d'une autre, on remarque des variations de température plus ou moins exprimées dans le cours de la fièvre.

Ces variations apparaissent : 1° dans le courant de chaque jour; 2° dans le cours de la fièvre; 3° quand elle se développe et quand elle se termine.

Quelquefois cette température élevée ne présente que des variations diverses très-insignifiantes; quand elle s'élève ou quand elle s'abaisse, elle ne dépasse pas 0° 5 centigrades ou 1° centigrade. Alors, dans la plupart des cas, le type des variations normales de la température, qui présentent habituellement vers le soir une élévation de 0° 5 centigrades se maintient. Ce n'est que dans des cas rares que l'on observe des exacerbations le matin au lieu de celles du soir. Un caractère de ce genre de la fièvre, avec de légères variations diurnes de la température, est appelé *type continu.*

Si les variations diurnes de l'élévation de la température dépassent 1 degré centigrade; si, par exemple, la température est le soir plus élevée de 1° 5 ou davantage que le matin; ou réciproquement, ce qui est très-rare, il se produit le matin une exacerbation, ce caractère des variations s'appelle *type rémittent.*

Mais si dans le courant d'une journée la température du corps, qui est très élevée, s'abaisse jusqu'au chiffre normal, ou même descend davantage, ce type est appelé *intermittent.* La durée de cette intermittence

peut être très-variée; elle peut aller de quelques heures
à quelques jours. Quand les intermittences d'une
fièvre apparaissent dans le cour d'une journée, ainsi,
par exemple, que le matin il y ait état afébrile, ou
même abaissement de la température jusqu'au-dessous
de la normale, et le soir élévation de la température de
deux degrés et même plus, ce type a été désigné par
quelques-uns comme rémittent; cependant cela est
inexact. De notre côté, nous le plaçons dans le type
intermittent, et nous le désignerons sous le nom de
variations diurnes rémittentes, s'étendant aux limites
de la température fébrile.

Outre les variations diurnes de la température on
remarque des particularités dans le développement, la
marche ultérieure et la terminaison de la fièvre. Dans
quelques cas la température monte très-rapidement,
en quelques heures elle s'élève de quelques degrés,
ainsi de 37° à 40°, 41°; dans d'autres cas, le corps
s'échauffe jusqu'à atteindre cette température dans
l'espace de quelques jours, et la chaleur n'atteint le
chiffre de 41° que vers la fin du premier septénaire.

L'état fébrile se termine quelquefois aussi vite qu'il
s'est développé ; alors la température tombe en quatre,
vingt, trente heures d'un chiffre très-élevé (de 40° centigrades) dans la plupart des cas, même au-dessous de
la normale (jusqu'à 36°, 35° et même jusqu'à 34° et
quelques dixièmes). Une terminaison si rapide de la
fièvre s'appelle une terminaison critique (crise). Dans
d'autres cas, la température fébrile tombe jusqu'au-
dessous de la normale dans l'espace de quelques jours,
quelquefois de plusieurs semaines, en effet elle di-

minue chaque jour un peu successivement. Ce refroidissement lent et successif du corps est, à l'encontre du refroidissement rapide, critique, appelé lytique (Lysis).

Quand le corps refroidit lentement, le type fébrile peut changer, de continu il peut devenir rémittent et enfin intermittent, de telle sorte que le matin la température est normale et même au-dessous de la normale, tandis que vers le soir elle monte de 2° au-dessus de la normale; peu à peu les exacerbations du soir diminuent et de cette manière la température revient à ce qu'elle doit être normalement. Ce dernier mode de refroidissement, avec passage de type continu au type rémittent et enfin au type intermittent, se fait très-lentement et peut durer plusieurs semaines, ainsi qu'on l'observe dans les cas graves de typhus abdominal (fièvre typhoïde).

La durée de l'état fébrile varie considérablement, quelquefois la fièvre se développe et se termine en quelques heures; quelquefois elle dure des jours, des semaines; enfin des mois; quand elle présente des intermittences, elle peut durer des années.

La hauteur que peut atteindre la température d'une affection fébrile, varie considérablement. Les chiffres qui se remontrent le plus souvent varient en 38° et 40° centigrades. Dans les cas graves, la température dépasse 40, 41, 42° et quelques auteurs rapportent même des températures de 44°. (?)

Il a été dit plus haut que la chaleur normale du corps est de 37° centigrades, et que dans l'état normal on observe habituellement des variations de 0° 5 au-dessus ou au-dessous de ce chiffre. Mais il y a des sujets dont la température normale est de 36°; c'est ce qui arrive chez les gens épuisés. Lorsque chez des sujets de ce genre on rencontre une température relativement normale, ainsi 37° 5, 37° 7, 37° 8, on peut malgré cela supposer chez eux un état fébrile, et ce n'est que l'observation ultérieure qui peut confirmer ou contredire cette supposition. Lorsque nous constatons une grande différence entre la température du matin et celle du soir, nous sommes convaincus de l'existence de la fièvre. C'est ainsi, par exemple, que quand le matin il y a une température de 36°, tout doute se trouve levé quand le soir l'exacerbation monte à 37° 5.

Comme nous avons trouvé dans le cas actuel, la première fois que nous avons examiné le malade le soir, une température de 40° 4 centigrades, nous ne pouvions naturellement rien dire sur le type de la fièvre. Ce n'est qu'après avoir déterminé la température du lendemain matin (39° 3) et du soir (40° 2) que nous avons été à même de reconnaître un type fébrile continu. Avant de passer à la considération de l'état fébrile dans le cas actuel, nous devons encore mentionner les phénomènes qu'accompagnent surtout cet état.

ACCÉLÉRATION DU POULS ET DE LA RESPIRATION DANS L'ÉTAT FÉBRILE. — Les phénomènes qui accompagnent le plus constamment une élévation de la température du corps sont : l'amélioration des contractions cardiaques et des mouvements respiratoires. La fréquence du pouls correspond, dans la plupart des cas, à l'élévation de la température, de telle sorte que beaucoup de médecins se contentent, pour déterminer l'état fébrile et son intensité, de l'examen du pouls. Comme l'accélération des contractions du cœur est en partie le résultat d'une élévation directe de la température, qu'elle est produite en partie par l'accumulation de produits résultant d'une augmentation dans les métamorphoses qui se passent dans le corps, et qu'elle dépend, en outre, des appareils nerveux qui agissent sur le cœur même et de l'état du ton des vaisseaux sanguins, on ne peut naturellement pas attendre de cette complication d'influences, auxquelles sont soumises les contractions cardiaques, une continuité dans l'élévation de la température, relativement au nombre des pulsations artérielles. Le pouls peut être accéléré dans un état afébrile et paraître plus lent qu'à l'état normal, bien que le chiffre de la température soit très-élevé. Dans la plupart des cas, cependant, le nombre des contractions du cœur augmente quand la température s'élève, pour diminuer de nouveau de fréquence quand elle s'abaisse. On doit en dire autant au point de vue des mouvements respiratoires, seulement avec cette différence que le nombre de ces mouvements permet de reconnaître une relation encore moins constante à l'égard de l'élévation de la température que la fréquence du pouls.

On a réuni, dans le tableau suivant, les variations quotidiennes de la température, la fréquence du pouls et de la respiration du malade en observation.

DATES.		TEMPÉRATURE.	POULS.	RESPIRATION.
21 février,	soir,	40°4	112	32
22 —	matin,	39°3	96	32
	soir,	40°2	100	24
23 —	matin,	39°6	96	24
	soir,	40°	96	32
24 —	matin,	39°	96	28
	soir,	39°7	100	32
25 —	matin,	39°2	88	28
	soir,	40°1	100	28
26 —	matin,	39°3	112	32
	soir,	39°6	100	28
27 —	matin,	39°2	102	26
	soir,	39°6	102	26
28 —	matin,	38°8	90	30
	soir,	38°7	90	30
29 —	matin,	38°	90	26
	soir,	38°1	90	26
1er mars,	matin,	37°	70	18
	soir,	37°1	70	18

On voit, d'après ce tableau, que la fréquence de la respiration, comme celle du pouls, n'a pas toujours présenté des variations qui correspondaient à l'abaissement ou à l'élévation de la température. Néanmoins, le pouls et la respiration étaient accélérés continuellement jusqu'à la terminaison de l'état fébrile.

L'activité du cœur se modifie dans la fièvre, non-seulement dans sa fréquence, mais aussi dans la force de chacune des contractions.

Dans quelques cas, le choc du cœur paraît renforcé; le pouls est difficile à déprimer dans les artères. Dans d'autres cas, au contraire, le choc du cœur est, ou bien à peine, appréciable, ou ne l'est pas du tout; le pouls est facile à déprimer sous le doigt qui le palpe. Dans

les deux cas, les contractions cardiaques peuvent être
accélérées.

La diminution de la force des contractions cardiaques
se rencontre dans une température fébrile, aussi bien
quand le chiffre de cette température est élevé que
quand il est bas, et ne peut, pour ce motif, être regardée toute seule comme le résultat de l'action de cette
haute température. Dans la plupart des états fébriles,
au moment où ils commencent à se développer, l'amélioration des contractions cardiaques se montre avec une
augmentation dans la force de ces contractions, et l'on
a plus de difficulté à déprimer le pouls. Dans quelques
cas, la force du choc du cœur et du pouls diminue dans
le cours ultérieur de la fièvre. Cet affaiblissement du
muscle cardiaque se développe quelquefois très-rapidement, déjà même pendant les premiers jours de la
fièvre ; dans d'autres cas, un état fébrile qui a persisté
pendant longtemps, ne change que très-peu la force de
l'activité du cœur. Nous verrons plus tard lesquels des
processus pathologiques, qui se montrent à la suite de
la fièvre, déterminent un affaiblissement plus ou moins
rapide du cœur. Nous répétons seulement maintenant
que cet affaiblissement du cœur qui peut se montrer
quand l'élévation de la température présente diverses
hauteurs, ne peut pas seulement, comme l'amélioration
des contractions cardiaques, s'expliquer par une élévation de la chaleur du corps.

Fièvre sthénique et asthénique. — La division de la
fièvre en sthénique et en asthénique, basée seulement
sur la différence dans la force de l'activité du cœur, ne

satisfait pas d'une façon suffisante. On peut, en effet, observer chez les fébricitants une faible activité cardiaque, en même temps que les forces sont relativement bien conservées, et réciproquement, on peut rencontrer une activité renforcée du cœur, en même temps que les autres muscles présentent une diminution considérable de leurs forces. Naturellement, quand les forces des malades sont considérablement affaiblies dans l'asthénie, l'adynamie, on rencontre plus souvent un affaiblissement de l'activité du cœur. Néanmoins, l'état opposé (l'état sthénique) n'exclut pas la possibilité d'un affaiblissement de l'activité du cœur. Nous avons souvent eu l'occasion d'observer un état semblable dans le cours de la fièvre qui accompagnait la fièvre récurrente. Des malades dont le pouls était petit, facile à déprimer, sans que le choc du cœur fut manifestement appréciable, quittaient le lit, circulaient, et pendant la première année de l'épidémie, quelques malades venaient à pied dans la salle de réception de l'hôpital et mouraient avant qu'on ait pu leur porter aucun secours. Dans ces cas, l'activité cardiaque était extrêmement faible ; la chaleur du corps s'élevait à 40°, mais la force musculaire des malades, les fonctions de leurs organes sensibles, la connaissance étaient relativement encore assez bonnes.

En considérant que la fréquence des contractions cardiaques, la force du cœur ne présentent aucun rapport constant avec la température du corps, on doit encore supposer dans les différents états fébriles quelque chose qui agit sur l'activité du cœur, et en se basant sur la variété qui existe dans la fonction de cet organe, dans les diverses fièvres, on doit admettre que ce quelque chose peut varier de quantité ou de qualité. Nous avons admis, pour la plupart des cas de fièvre, une augmentation dans la combustion du corps avec diminution concomitante de la déperdition de la chaleur; nous avons supposé qu'il s'accumule dans le corps, pendant cette augmentation de combustion, des produits qui n'ont pas encore atteint leur dernier degré d'oxydation. Il serait possible que ces mêmes produits chimiques qui stimulent ou dépriment, d'une façon insuffisante, les centres nerveux qui agissent sur le refroidissement du corps, augmentent aussi la fréquence des contractions du cœur et des mouvements respiratoires. De plus, l'activité cardiaque peut sembler plus ou moins affaiblie, suivant la qualité des produits d'oxydation qui existent, et suivant leur action sur le tissu musculaire du cœur qui, comme on le sait, peut présenter dans quelques formes fébriles des symptômes de dégénérescence graisseuse aiguë. Nous avons déjà dit plus haut que, dans les états fébriles, on n'observe pas toujours une augmentation dans l'excrétion de l'urée, bien qu'il existe en même temps un accroissement dans la consomption du corps. Malgré la haute température, la quantité d'urée peut même diminuer. Il en résulte que les produits de la combustion du corps qui se trouve augmentée peuvent être très-variés, et l'influence sur l'organisme de ces différents produits intermédiaires de l'oxydation peut-être très-différente; c'est ce que l'on voit d'après la différence d'action qu'ils exercent non-seulement sur le cœur seul, mais encore sur les autres organes.

ALTÉRATIONS DES FONCTIONS DU SYSTÈME MUSCULAIRE
ET DU SYSTÈME NERVEUX. — Les différences qui existent
dans les altérations fonctionnelles du systèmes musculaire et du système nerveux (dans le ressort des nerfs
sensitifs et des nerfs moteurs, des organes des sens et
de l'activité psychique) sont surtout prononcées dans
les diverses formes fébriles. Dans quelques cas, on ne
remarque presque pas de faiblesse musculaire chez des
malades dont la température est élevée ; dans d'autres
cas, au contraire, cette faiblesse est très-prononcée au
début de la maladie. Quelques-uns présentent, surtout
au commencement de l'état fébrile, une augmentation
de la motilité ; il existe chez eux une rapidité spasmo-
dique particulière des mouvements, qui s'exprime surtout dans les muscles moteurs de l'œil. Enfin, dans
certaines formes fébriles, on observe dans quelques
muscles du corps, généralement dans les fléchisseurs
des doigts et des mains, des contractions involontaires,
cloniques. Ces contractions involontaires que l'on remarque si souvent quand on tâte le pouls, sont connues
sous le nom de soubresauts des tendons. Quelquefois,
au début de l'état fébrile, surtout chez les enfants, il se
présente des contractions spasmodiques, toniques et
cloniques dans un très-grand nombre de muscles du
corps. Les contractions musculaires involontaires qui se
montrent sous la forme de frissonnement, de grincements
de dents, se voient habituellement au commencement
d'une élévation rapide de la température, en d'autres
termes, au début de l'état fébrile ; ce qui, généralement, s'accompagne d'une sensation de froid plus ou
moins forte, connue sous le nom de frisson.

Le frisson, cette sensation des nerfs sensibles de la peau, n'est pas un phénomène qui fait nécessairement partie de l'état fébrile au début. Généralement il se montre quand la température du corps se modifie rapidement soit d'un côté, soit de l'autre ; et on l'observe quand la fièvre se développe rapidement, comme quand elle se termine d'une façon précipitée. Au début d'un état fébrile qui se développe rapidement, la sensation de frisson est souvent accompagnée d'un froid des extrémités que l'on peut apprécier d'une façon objective, et alors, les téguments prennent quelquefois une teinte bleuâtre. Dans les cas où l'on n'a fait aucun examen thermométrique du malade, on peut, en se basant sur le frisson qui précède la chaleur, supposer une augmentation rapide de la température.

Pendant la fièvre, les malades éprouvent, dans différentes parties du corps, très-souvent dans les articulations, quelquefois dans les muscles des extrémités, plus rarement dans ceux du tronc, des sensations morbides désagréables. Ces douleurs, qui peuvent exister dans les processus fébriles les plus variés, peuvent conduire à des erreurs de diagnostic plusieurs médecins qui, probablement, peuvent aller à l'idée d'une fièvre rhumatismale.

La sensation de la céphalalgie est un des phénomènes les plus fréquents que l'on rencontre dans l'état fébrile. Dans quelques cas, elle est tellement forte, qu'elle constitue la principale plainte des malades. On remarque en outre, chez beaucoup de fébricitants, une sensation désagréable de chaleur, de faiblesse générale et un sentiment très-indéterminé d'oppression.

La peau est hypéresthésiée. L'attouchement le plus
léger est ressenti et amène des sensations désagréables.
Dans quelques cas, cependant, surtout quand l'état
fébrile a une longue durée, la sensibilité de la peau
s'émousse, pour augmenter de nouveau quand la fièvre
diminue.

L'excitabilité de l'organe de l'ouïe est habituellement
augmentée ; des sons forts produisent des sensations
morbides. Cette augmentation de l'excitabilité de l'ouïe
existe quelquefois pendant tout le temps que dure la
fièvre, assez souvent cependant l'ouïe s'émousse plus
tard.

L'organe de la vue présente même des altérations
dans le cours du processus fébrile. La plupart des
malades ne supportent pas une vive lumière. La lec-
ture, surtout celle des petits caractères, les fatigue
rapidement.

Au début de l'état fébrile, l'organe de l'odorat est
même plus sensible ; le malade est fatigué par les
odeurs qu'il ne remarquait pas du tout auparavant.

Le sens du goût présente aussi des modifications :
tantôt sa sensibilité est augmentée, tantôt elle est tota-
lement éteinte.

Tous les organes des sens peuvent présenter pendant
la fièvre des hallucinations différentes. Celles de la vue
et de l'ouïe sont les plus fréquentes ; on rencontre plus
rarement des hallucinations de l'odorat, du toucher,
du goût, bien que, pour ce dernier, il soit à remarquer
que peut-être les différentes sensations gustatives,
dont se plaignent les fébricitants, ne dépendent pas
tant d'altérations de la muqueuse buccale et de la

langue que de troubles fonctionnels des nerfs sensitifs eux-mêmes, et il est possible que ces troubles produisent les sensations d'amertume, d'acidité et d'empâtement.

Il existe aussi dans la faculté de penser des altérations bien prononcées : on remarque quelquefois une excitation particulière dans la marche des pensées, et alors une inaptitude à les concentrer. Dans d'autres cas, ces pensées sont très-lentes à se produire : le jugement n'a pas sa lucidité habituelle, la mémoire est généralement plus faible. Enfin apparaît le délire comme expression d'une augmentation dans l'activité cérébrale, amenée sous l'influence d'idées erronées et de réflexions anormales.

Cet état de l'activité psychique présente des degrés très-divers. Quelquefois le malade ne se rend pas compte de son délire ; d'autrefois, il est incapable de juger son véritable état. Le délire se montre chez quelques-uns comme en rêve et seulement pendant la nuit ; chez d'autres, c'est pendant la veille et durant tout le jour. Enfin, le malade peut présenter un état où l'activité psychique semble presque éteinte. Il est couché, le plus souvent les yeux fermés, comme pendant le sommeil ; quelquefois, ce n'est qu'un léger délire, et souvent il est impossible de le tirer de cet état de somnolence.

D'autrefois, il répond quand on l'appelle par son nom ; il donne une réplique qui, quelquefois, ne correspond pas à la question, et il retombe de nouveau dans son état de somnolence. Les efforts que l'on continue à faire pour le tirer de cet état deviennent toujours plus difficiles, et réussissent plutôt à un nouvel observateur, auquel le malade n'est pas encore habitué.

J'ai eu souvent l'occasion d'observer des malades de ce genre. Pendant plusieurs jours, ils ne reconnaissaient personne de leur entourage ; ils ne donnaient aucune réponse juste, et revenaient à eux, au bout de quelques minutes, quand apparaissait un nouveau médecin.

DE L'ÉTAT TYPHOÏDE. — Quand on considère les phénomènes, au moyen desquels se manifeste l'état fébrile dans les divers appareils du système musculaire et du système nerveux, on voit que les fonctions de ces appareils présentent tantôt les symptômes de l'excitation, tantôt ceux de la dépression. Cette dernière trouve son expression dans la faiblesse musculaire, dans la diminution d'excitabilité des organes des sens, par une tendance aux hallucinations, au délire, et enfin au coma. On donne à ces symptômes de dépression qui, quelquefois, sont interrompus par un peu plus d'excitation, et qui rappellent l'état d'ivresse, le nom d'état typhoïde (status typhosus). Cet état peut se montrer dans différents processus fébriles qui se développent sous l'influence de l'une ou de l'autre cause pathologique.

Bien que l'état typhoïde se montre généralement quand la température est élevée, il peut cependant exister quand la fièvre est très-modérée. Dans les cas graves de typhus abdominal, compliqué de fièvre récurrente, j'ai eu l'occasion d'observer cet état typhoïde, même quand la température n'indiquait aucune fièvre.

Comme on le sait, certains états pathologiques qui produisent un état fébrile, amènent très-facilement l'état typhoïde, et réciproquement une fièvre, même de longue durée, produite sous l'influence d'un autre état pathologique, ne présente pas la forme de cette somnolence du malade. Ceux qui sont atteints de fièvre récurrente et de typhus pétéchial en présentent des exemples très-évidents. Ceux qui sont atteints de fièvre récurrente quittent le lit, bien qu'ils aient une température de 40° centigrades; ils circulent et ne délirent pas du tout. Dans le typhus pétéchial, le malade, bien que sa température soit assez basse, peut à peine se retourner dans son lit ; il est étendu habituellement sans connaissance : il a des hallucinations et il délire. Malgré cela, l'état typhoïde peut se montrer exceptionnellement non-seulement dans la fièvre récurrente, mais encore dans d'autres processus qui atteignent moins fortement l'organisme. En effet, bien que l'origine de cet état dépende surtout du processus qui a amené la fièvre, il est aussi déterminé par l'individualité de l'organisme malade. C'est ainsi que j'ai observé cet état typhoïde chez un sujet pris de fièvre, à la suite d'une angine catarrhale, ainsi que chez quelques malades auxquels une inflammation catarrhale des grosses bronches avait donné de la fièvre. Chez quelques sujets, dont le système nerveux est particulièrement irritable, ainsi que chez des enfants, les symptômes de l'état typhoïde se montrent très-facilement sous l'influence de mouvements fébriles très-légers.

En faisant abstraction de la disposition individuelle, particulière, au développement de l'état typhoïde, on doit cependant avouer ce fait que cet état typhoïde, aussi bien que l'augmentation de fréquence, l'affaiblissement de l'activité cardiaque, ne peut pas être seule le résultat d'une élévation de la température du corps.

Comme l'état typhoïde se montre surtout dans certains processus pathologiques, il doit être déterminé par le caractère que présentent les produits qui se forment pendant l'accroissement fébrile du processus de combustion.

Chez le malade en question, les contractions cardiaques avaient augmenté de fréquence ; mais, le jour où il fut admis à la clinique, elles étaient très-faibles, et le choc du cœur n'était pas appréciable. Dans les premiers jours de son séjour à la clinique, les phénomènes de faiblesse musculaire, de délire et de troubles de l'intelligence étaient moins prononcés qu'ils ne devaient l'être plus tard. Ce n'est que le septième jour de la maladie que se montra le délire ; il fut continu jusqu'au neuvième jour. En même temps que se montra le délire, la faiblesse musculaire augmenta. Le onzième jour de la maladie, avant même que la chaleur ne s'abaissât d'une façon manifeste, le malade reprit connaissance et la faiblesse musculaire diminua à son tour. Si l'élévation de la température n'avait été que la seule cause de l'état typhoïde, comment se fait-il que cet état ne se soit développé que le septième jour de la maladie, et ait diminué encore avant que la température se soit considérablement abaissée ?

Troubles apportés dans les organes digestifs, la rate et le foie. — Le trouble qui accompagne le plus constamment l'état fébrile est celui des organes digestifs. Généralement, la soif est augmentée; le besoin de prendre de la nourriture est plus ou moins diminué. De légères quantités de nourriture déterminent facilement des phénomènes gastriques, des rapports fétides, des douleurs ou une sensation de pesanteur dans la région gastrique, des nausées, quelquefois des vomissements. Dans quelques cas de fièvre, le vomissement semble indépendant de l'ingestion de la nourriture. Le suc gastrique a diminué de quantité, et la faculté digestive de l'estomac est affaiblie.

La langue est généralement sèche et recouverte d'un enduit quelquefois foncé, sanguinolent. La sécheresse et l'humidité de cet organe n'ont aucun rapport avec la température du corps; c'est ainsi, par exemple, que, dans la fièvre récurrente, même quand la température est très-élevée, elle reste humide. On ne peut pas dire non plus que la sécheresse de la langue ait un rapport quelconque avec le développement de l'état typhoïde. Dans la fièvre, la réaction est le plus souvent acide dans la bouche. Souvent la salive ne contient pas de sulfo-cyanure de potassium, et perd quelquefois la propriété de transformer l'amidon en sucre; la quantité de cette salive est généralement diminuée.

Les fonctions du canal intestinal subissent même des altérations très-prononcées; elles se présentent alors ou sous la forme de constipation, ou très-souvent sous la forme de diarrhée. Cette dernière accompagne presque généralement les états fébriles de longue durée, et se trouve déterminé dans ces cas par des altérations anatomiques très-manifestes de la muqueuse du canal intestinal qui présente les symptômes du catarrhe, du croup et même de la diphthérite. Je ne veux citer comme exemple que les altérations du canal intestinal dans les processus septiques et pyémiques, ainsi que dans les maladies chroniques du parenchyme pulmonaire, avec leur terminaison en phthisie. Dans quelques formes fébriles, les follicules solitaires et les plaques de Peyer se tuméfient plus ou moins.

Quelquefois, la diarrhée apparaît quand l'état fébrile se termine rapidement, et se trouve alors décrite comme critique.

Les altérations fonctionnelles de l'estomac sont probablement produites, dans la plupart des cas, par un catarrhe de sa muqueuse. Ce catarrhe s'étend quelquefois aussi à l'intestin grêle et même au canal cholédoque, ce qui se manifeste par une rétention plus ou moins considérable de la bile dans le sang et dans les tissus.

Dans quelques processus fébriles, la sécrétion biliaire est modifiée d'une façon très-évidente : tantôt elle est augmentée, tantôt elle est diminuée. Le foie peut même aussi augmenter de volume.

La rate apparaît plus ou moins agrandie dans quelques formes fébriles.

La sécrétion rénale subit des modifications très-manifestes. L'urine diminue de quantité, son poids spécifique augmente, elle devient plus foncée qu'à l'état normal, la quantité d'urée et d'acide urique dépasse quelquefois du double la normale, les chlorures diminuent considérablement, et quelquefois on n'en trouve plus que des traces très-insignifiantes. Souvent, dans le cours de la fièvre, il apparaît des sédiments abondants de sels uriques ; ils se montrent quelquefois ou peu de temps avant ou après la fin de la fièvre. Quand l'apparition des sédiments uriques a lieu au moment de la crise fébrile, ils sont appelés critiques. Dans quelques cas de fièvre, on trouve dans l'urine de l'albumine, de l'épithélium des canalicules urinaires, et un nombre plus ou moins considérables de globules sanguins.

ALTÉRATIONS DE LA PEAU. — La peau subit dans ses fonctions des altérations prononcées. Quand on la touche, elle apparaît plus chaude qu'à l'état normal, et de suite on perçoit, souvent quand sa température est très-élevée, cette sensation désagréable que l'on connaît sous le nom de chaleur mordicante (calor mordax), et qui peut exister bien que la température soit relativement peu élevée. La chaleur mordicante se remarque habituellement quand la peau est sèche ; et quand elle est très-prononcée, elle peut même produire à l'oreille de l'observateur qui ausculte une sensation morbide.

Dans d'autres cas, au contraire, la peau paraît humide, bien que sa température soit élevée, et la sensation de chaleur à l'attouchement est moins manifeste ; de telle sorte que l'on peut très-facilement se tromper, quand on veut déterminer la température avec la main, et la regarder comme bien moins élevée, que ce n'est réellement le cas.

Dans quelques formes fébriles, la peau est recouverte d'une sueur abondante qui, dans certaines formes, persiste presque continuellement pendant tout le cours de la fièvre (ainsi dans le rhumatisme articulaire aigu).

Dans d'autres cas, elle se montre vers le matin, quand la température baisse, ou à la fin de la fièvre. Quand la fièvre se termine rapidement, d'une façon critique, la sueur qui se montre est désignée sous le nom de sueur critique.

Dans le cours et vers la fin de diverses fièvres apparaissent sur la peau différentes éruptions, ainsi un herpès labial, qui précède souvent la terminaison critique de la fièvre ou l'accompagne, des sudamina que l'on observe dans quelques formes avec de fortes sueurs, enfin diverses pustules, des furoncles, des inflammations érysipélateuses et d'autres formes exanthématiques, dont il sera question plus tard.

La peau des fébricitants peut apparaître plus rouge qu'à l'état normal; il y a aussi des cas où elle est plus pâle. Cette pâleur se remarquait surtout dans la répétition des accès dans la fièvre récurrente. Quelquefois quelques parties de la peau présentent une rougeur très-vive : c'est ainsi que, dans la plupart des cas, chez les fébricitants, les joues sont rouges. Dans d'autres cas, la peau a, par place, une teinte bleuâtre qui se montre surtout aux joues, aux lèvres, aux téguments du nez, des oreilles, aux coudes, aux genoux, aux mains et aux pieds. Les parties qui ont une teinte bleuâtre peuvent paraître plus froides qu'à l'état normal, ce qui, cependant, n'est pas constant. Souvent on observe cette teinte bleuâtre quand la fièvre se développe rapidement, en même temps qu'il y a une sensation de frisson. Quand ce frisson disparaît, la teinte cyanotique se perd aussi, et peut reparaître pour un temps plus ou moins court dans le cours ultérieur de la fièvre. C'est dans ce dernier cas que l'on a rapporté généralement l'apparition de la teinte cyanotique à un affaiblissement de l'activité du cœur et à une faiblesse consécutive de la circulation sanguine dans quelques parties de la peau. Cependant, l'observation contredit ce fait. En effet, il arrive souvent que ce phénomène ne se remarque pas quand l'activité du cœur est affaiblie, et, réciproquement, elle peut se montrer quand l'activité cardiaque présente relativement peu de faiblesse. C'est pour cela que l'on peut attribuer la coloration bleuâtre de la peau au début, comme dans le cours de la fièvre, avec une très-grande vraisemblance, à des modifications locales apportées à la circulation sanguine, par suite d'une altération de la tonicité des vaisseaux, qui varie manifestement dans les différentes fièvres.

Écoulements sanguins pendant la fièvre. — On observe, dans quelques formes fébriles, une tendance particulière à des ruptures vasculaires. Il en résulte alors quelquefois des épistaxis, quelquefois des hémorrhagies intestinales. D'autres fois, on remarque aussi des épanchements sanguins, sous forme de petites taches sous la peau, dans la séreuse du canal intestinal, dans la plèvre, dans la muqueuse du tractus gastro-intestinal, dans les bassinets, dans le parenchyme musculaire, dans la rate; on observe assez souvent, enfin, des ruptures vasculaires dans le cerveau et les membranes cérébrales, etc.

Les épanchements sanguins varient de dimensions, suivant les vaisseaux qui se sont rompus et suivant l'organe dans lequel la rupture a eu lieu. Les taches pétéchiales ou ecchymotiques de la peau (qui se développent dans la plupart des cas à la suite d'une rupture vasculaire) peuvent déterminer une perte de sang d'une livre et plus, ainsi que cela peut être le cas dans les épistaxis. Je regarde comme superflu de dire qu'en traitant de cette espèce d'écoulements sanguins, je fais abstraction des formes qui se montrent comme résultat de processus anatomiques ulcéreux.

Nous avons eu l'occasion d'observer, dans quelques formes fébriles, diverses hémorrhagies graves, sans qu'il eut existé préalablement des ulcérations appréciables. La fièvre récurrente s'est dessinée surtout par cette propriété des vaisseaux.

Quelquefois ces hémorrhagies, surtout l'épistaxis, coïncident avec un abaissement rapide de la température, et sont alors appelées critiques.

ALTÉRATIONS DU LAIT. — La sécrétion lactée se modifie considérablement chez les femmes dans le cours de la fièvre. Le lait devient plus épais, et l'enfant le supporte moins bien.

DE L'AMAIGRISSEMENT. — Le tissu adipeux sous-cutané disparaît avec autant de rapidité que la graisse des divers organes. Cette disparition de la graisse est d'autant plus considérable que la fièvre dure depuis plus longtemps. Les muscles s'amincissent et maigrissent. Par suite de la disparition de la graisse dans les orbites, les yeux s'enfoncent ; la même cause amène la saillie de quelques parties du corps. La face, et surtout tout le corps du malade, se modifient d'une façon très-évidente.

L'accroissement de la consomption du corps, par suite de l'insuffisance dans la quantité d'aliments ingérés, explique complétement un tel dégré d'amaigrissement. Malgré cela, les malades meurent bien plus tôt, avant que l'amaigrissement ait atteint les limites les plus extrêmes. Des individus atteints de typhus perdent, dans l'espace de trois à cinq semaines, quelquefois 19 0/0 de leur poids primitif, et malgré cela, ils survivent à un tel amaigrissement et ils guérissent.

Dans d'autres cas, au contraire, les malades meurent, bien que les pertes qu'ils ont éprouvées sous l'influence de la fièvre soient relativement minimes. Nous ne parlons naturellement pas ici de ces cas de mort, où les altérations anatomiques des organes expliquaient d'une façon suffisante l'issue fatale.

On sait que l'on ne trouve chez quelques fébricitants, où la terminaison fatale a été très-rapide à l'autopsie, aucune altération qui explique suffisamment la mort. Cela conduit à l'hypothèse qui, dans ces derniers temps surtout, a été défendue par Liebermeister, que, dans ces cas, la mort a été déterminée par la haute température du corps.

Il n'y a aucun doute que l'élévation de la température du corps a une grande importance sur l'apparition de l'issue fatale. Mais quand on considère que, dans quelques cas, où la chaleur du corps était très-élevée, les malades ont guéri et que d'autres sont morts sans cause anatomique suffisante, bien que le chiffre de la fièvre n'ait pas été très-élevé, nous ne pouvons, dans des cas de ce genre, regarder la haute température du corps comme étant la seule cause de la mort.

Ainsi que nous l'avons vu, l'élévation de la températe-
ture du corps dans la fièvre est le résultat de processus
très-divers. D'un côté, nous trouvons un accroissement
de combustion; d'un autre, une diminution dans
l'abaissement de la chaleur du corps, et comme conséquence, il se développe dans le corps une quantité
d'altérations consécutives que présentent les fonctions
d'un nombre considérable d'organes. Nous observons
des altérations très-manifestes dans les fonctions de la
peau, des reins, du canal gastro-intestinal, du système
nerveux et du système musculaire, etc. Ces altérations
peuvent varier considérablement suivant leur quantité
et quelquefois même suivant leur qualité, d'après le
processus pathologique qui détermine la fièvre. La température fébrile peut présenter dans son élévation et
dans ses variations une analogie très-grande dans les
processus fébriles les plus variés. Est-il possible, d'après
tout cela, de rapporter tous les phénomènes qui s'observent pendant la fièvre à une élévation de la température?

D'après ce qui a été dit, il est évident que bien que
la détermination thermométrique de l'élévation de la
température du corps donne la mesure du seul symptôme continu qui indique l'état fébrile; ce phénomène
est néanmoins par lui-même beaucoup trop insuffisant,
tant pour le diagnostic de la maladie que pour la juste
critique du cas individuel. La température élevée du
corps, qui est le résultat définitif de processus très-
différents, se trouve, ainsi que nous l'avons vu, accompagné d'altérations très-diverses dans les fonctions de
différents organes. C'est pour cela que, pour juger

l'état fébrile, l'observation thermométrique exclusive
du malade est très-insuffisante. L'observation continue
de tous les organes qui subissent des altérations sous
l'influence du processus fébrile, doit aller de front avec
l'observation thermométrique. Nous avons vu combien
peuvent varier, par exemple, quand le corps présente
la même température, la force dé l'activité cardiaque
et l'état du système nerveux. Il en résulte que la détermination de la température ne nous permet pas de
caractériser l'état réel du malade.

De la fièvre sans augmentation correspondante de
la combustion. — Toutes les altérations que nous avons
indiquées dans la structure et les fonctions des divers
organes, s'observent surtout dans les formes fébriles,
où la haute température se trouve déterminée par un
accroissement dans la combustion, avec diminution
concomittante de l'abaissement de la température.
Mais ces formes fébriles qui se développent sous l'influence de l'altération fonctionnelle des centres nerveux
qui régularisent l'abaissement de la température, sans
augmentation concomitante de la consomption du corps,
ont malheureusement été très-peu étudiées. Cependant, les rares expériences que nous possédons à ce
sujet, montrent que ces formes fébriles ne s'accompagnent pas d'altérations si importantes des organes,
et déterminent surtout une accélération des contractions cardiaques et de la respiration. Le faible amaigrissement permet d'admettre que la consomption du
corps s'est peu accrue.

Ces dernières formes fébriles ont, de leur côté, des

degrés très-variés dans leur élévation. Quelquefois, elles ne s'indiquent que par de la chaleur des mains, la rougeur des joues, une légère faiblesse musculaire; elles peuvent cependant apparaître avec un frisson violent, des claquements de dents, de la cyanose des extrémités. La chaleur qui suit est accompagnée souvent de sueur. Une fièvre de ce genre, qui prend quelquefois le type intermittent, peut être regardée comme une intoxication paludéenne, dont elle se distingue par l'absence d'hypertrophie de la rate, par la particularité des conditions étiologiques, et souvent elle se dissipe sans traitement, bien que la quinine et l'arsenic donnent dans ces formes de très-bons résultats.

DU TYPE FÉBRILE ET DE L'ÉTAT TYPHOÏDE CHEZ LE MALADE EN OBSERVATION. — La détermination de la température, faite deux fois par jour chez notre malade, a montré que, pendant les deux premiers jours, les variations de température étaient très-légères (le soir, 40°4 centigrades; le lendemain matin, 39°3; le soir, 40°2; le lendemain matin, 39°6, et le soir, 40°). Il y avait donc une faible rémission le matin et une légère exacerbation le soir. Cette observation de deux jours nous justifie de tirer cette conclusion que la température du corps du malade est stable, et que le type fébrile peut être appelé continu. Nous pouvions tirer une même conclusion, par l'observation du malade, le cinquième, le sixième et le septième jours de la maladie.

Il serait d'une grande importance de savoir avec quelle rapidité la température du corps du malade est montée jusqu'à cette hauteur considérable ; car on sait que la fièvre présente une grande différence dans la rapidité avec laquelle s'échauffe le corps, suivant les causes, ou, en d'autres termes, suivant le processus pathologique. Cependant, nous avons rarement l'occasion d'observer le développement de l'état fébrile au début de la maladie. Dans la plupart des cas, les fébricitants qui se présentent montrent déjà, à l'examen thermométrique, le plus haut degré de température. Nous possédons cependant quelques faits qui nous permettent de juger, avec une grande vraisemblance, de la rapidité plus ou moins grande de l'échauffement du corps.

Les anamnestiques du malade montre qu'il s'est parfaitement bien porté jusqu'au 16 ; que ce n'est que ce jour que se sont présentés quelques symptômes morbides, comme perte d'appétit, selles liquides, céphalalgie, malaise général et sentiment de faiblesse. Il est très-possible que ces phénomènes morbides aient été accompagnés déjà le 16 d'une légère élévation de la température. Si ce jour la température s'était considérablement élevée, le malade aurait dû ressentir un frisson qui, cependant, ne s'est montré que le 17. Pour baser cette sensation de frisson que devait suivre un sentiment de chaleur, on peut à bon droit faire cette supposition que l'échauffement rapide du corps a eu lieu, à proprement parler, le 17 ; et c'est à partir de ce jour que nous comptons le début de la maladie, bien qu'elle se soit montré déjà plus tôt. En effet, dans les processus fébriles, on s'est accordé à compter le début de la maladie du jour où l'on a ressenti le premier frisson. Si nous avions examiné le malade le soir du 17 ou du 18, la température du corps se serait montrée très-haut, vers 39° ; car, quand le corps s'échauffe lentement, même jusqu'à atteindre le plus haut degré de température, il n'y a pas de frisson.

D'après ce qui a été dit, nous concluons donc que, puisque la fièvre du malade en observation présente le type continu, c'est qu'elle s'est développée rapidement. Des observations thermométriques quotidiennes ultérieures nous donneront des éclaircissements sur la marche de la fièvre et sur sa terminaison.

Nous avons déjà dit plus haut qu'au cinquième jour de la maladie, malgré la haute température du corps, les forces du malade s'étaient assez bien conservées, l'intelligence était libre, et il n'y avait pas encore eu trace de délire. Le soi-disant état typhoïde n'avait pas encore paru. Cependant, on pouvait déjà, dans les premiers jours de la fièvre, penser à la possibilité du développement de l'état typhoïde. Cet état ne se montre pas toujours très-rapidement, et il n'est pas toujours possible d'établir une limite exacte entre l'état typhoïde et celui qui l'a précédé, d'autant plus que l'état typhoïde peut varier considérablement dans son développement, en ce qu'il ne se montre quelquefois que sous forme d'un certain abattement et d'une certaine apathie, quelquefois aussi sous forme d'une perte complète de connaissance. La céphalalgie qui existait dès le début de la maladie, une certaine apathie, le sommeil agité, laissaient supposer chez notre malade la possibilité d'un état typhoïde plus ou moins développé. Nous verrons plus tard que d'autres phénomènes, qui indiquaient un processus se rapprochant habituellement de cet état, militaient en faveur de cette supposition.

Lésions anatomo‑pathologiques produites sous l'influence du processus fébrile. — Nous avons considéré jusqu'à présent surtout les altérations qui se sont produites, sous l'influence du processus fébrile, dans les fonctions des différents organes. Quelques-unes de ces altérations fonctionnelles apparaissent en même temps que des modifications de structure des organes. Dans d'autres organes, par contre, on n'a trouvé encore ou bien aucune altération, ou elle était très-légère, malgré les modifications de leurs fonctions pendant la fièvre.

Les observations au lit du malade, qui sont appuyées par des recherches anatomo-pathologiques, montrent que, dans la plupart des cas, la fièvre se trouve compliquée de divers troubles nutritifs des différents organes. On peut se convaincre également ici que quelques-uns de ces troubles se produisent en même temps que l'état fébrile, et règlent la marche comme l'issue de la fièvre, ou en d'autres termes sont manifestement en connexion étiologique avec son développement. Parmi les troubles nutritifs de ce genre, ce sont les processus inflammatoires qui occupent la place la plus importante. D'un autre côté, on rencontre dans le corps d'un fébricitant des altérations anatomiques de ce genre, qui, par elles-mêmes, ne donnent lieu à aucun état fébrile, mais peuvent se montrer pendant les fièvres les plus diverses qui se développent sous l'influence de telle cause ou de telle autre. Quelques-uns de ces troubles se produisent déjà dans les premiers jours de la fièvre, d'autres se développent seulement quand elle a déjà parcouru une certaine période. Il résulte de là que, dans l'examen anatomo-pathologique et clinique des sujets, nous devons distinguer les divers troubles anatomiques d'après leur origine; on doit considérer que les uns produisent la fièvre et que les autres se développent sous son influence. Il n'y a que ces derniers qui peuvent être regardés comme l'expression anatomique de l'état fébrile. Comme les altérations anatomiques sont le résultat du processus fébrile, elles peuvent compliquer les formes pathologiques les plus diverses, et quelques-unes de ces altérations expliquent complètement les troubles fonctionnels d'un organe ou d'un autre. Parmi les altérations anatomiques de ce genre que l'on peut rencontrer dans les différentes formes fébriles, nous comptons : la dégénérescence graisseuse aiguë du tissu musculaire du cœur, des muscles du tronc et des extrémités exécutant des mouvements volontaires; l'inflammation parenchymateuse aiguë du foie, des reins; le gonflement hyperplastique aigu de la rate, des plaques de Peyer, des follicules isolés, des ganglions mésentériques, les phénomènes inflammatoires consécutifs du canal gastro-intestinal, quelquefois aussi du parenchyme pulmonaire, de la parotide et de divers autres organes. Citons encore les épanchements sanguins dans les muscles, la rate, la peau, dans les muqueuses et les séreuses, dans le parenchyme cérébral, l'hyperémie et l'œdème des tuniques cérébrales, l'hyperémie du cerveau, etc. Cela est à peu près tout ce que l'anatomie pathologique nous a indiqué comme étant la conséquence de l'état fébrile. Quant à ce qui se passe dans le système nerveux, dont les fonctions subissent sous l'influence de la fièvre des troubles si prononcés, nous n'avons à ce sujet jusqu'à présent encore aucune donnée positive, et nous sommes dans la nécessité de supposer qu'il se développe pendant la fièvre divers produits chimiques qui agissent sur les divers organes de notre corps. Nous ne savons pas quels sont les produits, quelles sont les altérations chimiques du sang qui amènent les divers états consécutifs de la fièvre. Les altérations du sang que nous connaissons, comme par exemple l'augmentation ou la diminution de la fibrine, l'augmentation ou la diminution des globules rouges, etc., sont insuffisantes pour étayer l'idée de ces produits hypothétiques qui altèrent les fonctions des divers organes pendant la fièvre, et par conséquent amènent peut-être aussi un changement dans leur structure. Du moins, quelques altérations que l'on observe dans diverses affections fébriles, comme par exemple la dégénérescence aiguë du tissu musculaire du cœur, du foie, des reins, les épanchements sanguins dans divers organes, le gonflement des organes lymphatiques, etc., peuvent se rencontrer aussi, comme on le sait, par l'introduction de diverses substances toxiques dans le corps. C'est ainsi que l'on observe une dégénérescence graisseuse aiguë de différents organes dans les empoisonnements par le phosphore, l'arsenic, l'acide sulfurique, une tuméfaction des organes lymphatiques, des épanchements sanguins dans la peau, dans la muqueuse, dans les tissus séreux quand on injecte des substances putrides dans le sang des ani-

maux. La question est de savoir s'il ne se développe
peut-être pas, dans le corps d'un sujet fébricitant, de
ces substances qui altèrent la nutrition des différents
organes. En admettant une telle hypothèse, on doit
accorder également que dans divers états fébriles qui
se développent sous l'influence de différents processus,
ces produits ou bien naissent en quantité variée, ou
se trouvent retenus différemment dans le corps. Nous
savons, en effet, que nous ne rencontrons pas très-
souvent ces effets qui accompagnent la fièvre dans différents états pathologiques, et qu'ils présentent un
degré de développement varié. L'origine d'une fièvre
chez un animal sain, auquel on a injecté le sang d'un
fébricitant, peut du reste servir à démontrer une altération dans les propriétés chimiques du sang, chez un
sujet atteint de fièvre, quand il peut se développer aussi
des inflammations de différents organes.

Fièvre symptomatique. — Le service que rend
l'anatomie pathologique à l'étude de la fièvre est grand,
à ce point de vue qu'elle reçoit son importance d'une
partie considérable des soi-disantes fièvres essentielles.
Dans le sens restreint du mot, on ne peut maintenant
plus supposer ces dernières fièvres.

Dans le plus grand nombre des cas, l'état fébrile
n'est qu'un symptôme de quelque processus anatomo-
pathologique local. La grande série des processus
connus sous le nom d'inflammations forme la principale
cause de l'apparition, du mode de développement,
de la marche et enfin de la terminaison des fièvres.
Dans la majeure partie des cas, les particularités du

processus pathologique local et de sa terminaison déterminent non seulement le développement de l'état fébrile avec ses diverses conséquences, mais agissent aussi sur sa marche ultérieure. Cette proposition, établie par l'anatomie pathologique réunie à l'observation clinique, est exact à un tel degré que souvent, au lit du malade, nous jugeons, par la marche de la fièvre, de l'état du processus inflammatoire local de quelque organe dont l'examen direct ne nous est pas possible.

Lorsqu'il y a inflammation d'un organe, il se produit, en même temps que certaines altérations morphologiques, des modifications considérables dans les propriétés chimiques de la partie enflammée. Comme les produits qui naissent ici pénètrent dans la masse des liquides en circulation, ils produisent un accroissement de combustion et une accumulation de substances qui amènent une diminution dans le refroidissement du corps. Il est évident que la fièvre doit présenter des différences très-grandes dans son développement, sa marche, sa terminaison, de même que dans son influence sur les divers organes et appareils du corps, suivant l'organe dans lequel se développe le processus inflammatoire, suivant la nature des produits qui naissent dans cette inflammation, et suivant le degré d'élimination de ces produits hors du corps, d'après la structure anatomique de l'organe, ou suivant le degré de rétention. Une pneumonie croupale qui se résoud, après avoir passé par l'hépatisation grise, détermine un état fébrile, qui se termine au bout de quelques jours d'une manière critique. Dans le passage de l'inflammation croupale à l'infiltration purulente, la fièvre continue présente une modification manifeste : le type rémittent s'établit avec des sueurs plus ou moins profuses. Pendant le développement d'un abcès, la fièvre continue peut se transformer en fièvre intermittente. Une pneumonie catarrhale se trouve souvent compliquée d'un type fébrile rémittent ou intermittent. Nous verrons plus tard, quand nous considérerons diverses altérations locales de différents organes, à quel point l'état fébrile, dans ses manifestations diverses, dépend d'altérations que l'on observe dans l'organe malade. On rencontre naturellement dans la marche de l'état fébrile des anomalies qui ne peuvent pas être expliquées par des altérations du processus local. Toutefois, nous avons vu, en considérant le processus fébrile, combien il est compliqué, combien d'organes participent d'une façon primitive ou consécutive à son développement; on comprend donc que l'on ne peut pas toujours expliquer des anomalies qui se montrent dans la marche régulière d'une fièvre qui correspond à un certain processus local.

Seulement, il ne faut pas oublier que l'on rencontre des anomalies de ce genre, et que quelquefois leur explication est possible. On sait par exemple que, dans la phthisie pulmonaire, le type fébrile rémittent est accompagné de sueurs profuses. L'apparition de la diarrhée fait disparaître cette tendance à la transpiration, par suite de l'accroissement de perte de liquides par le canal intestinal. Malgré cela, j'ai eu l'occasion de voir des phthisiques, n'ayant pas de diarrhée, atteints d'une fièvre qui cependant ne présentait pas le type rémittent, mais n'offrant aucune trace de sueur. Dans

quelques cas de pneumonie croupale, la fièvre est très-
peu développée; elle ne se termine pas d'une manière
critique, et ne répond de loin pas à l'étendue de l'affection locale. Quelquefois cependant, l'état fébrile qui
s'est considérablement développé ne correspond pas
du tout à la légère altération locale qui existe. Toutefois, comme nous l'avons déjà dit plus haut, ces cas
ne constituent que des exceptions. Nos théories des
états fébriles, qui se montrent comme compliquant certains processus locaux, ne se composent pas de lois,
mais seulement de règles : la complication des appareils qui participent à ce processus fébrile nous met,
dans l'état actuel de nos connaissances, dans l'impossi-
bilité d'établir des lois.

La fièvre qui accompagne un processus local se développe sans doute à la suite du passage dans le sang de
produits qui se sont formés sous l'influence de ce processus local. L'injection dans le sang d'animanx sains
de produits liquides tirés d'organes enflammés détermine un état fébrile. La fièvre amenée chez un animal
sain peut déterminer des phénomènes inflammatoires
dans divers organes. Nous obtenons quelquefois par
quelque intervention thérapeutique une diminution de
l'état fébrile qui accompagne un processus inflammatoire local, alors le processus local s'améliore considérablement en même temps que la fièvre diminue. D'un
autre côté, nous avons déjà dit plus haut qu'un état
fébrile de longue durée détermine des phénomènes
inflammatoires dans différents organes. Tout cela nous
force à penser que dans le sang d'un fébricitant il existe
quelque chose d'irritant, et qui détermine des phé-

nomènes inflammatoires dans les diverses parties du corps. Un homme qui présente un état fébrile, à la suite de quelque processus local, a une disposition manifeste à contracter des affections de différents autres organes, sous l'influence de causes très-légères.

FIÈVRES ESSENTIELLES. — Il existe toute une série d'affections dans lesquelles nous observons le développement de la fièvre, sans qu'il ait existé auparavant de processus locaux, et dans lesquelles ces derniers ne se montrent que plus tard, quand la fièvre existe depuis plus ou moins longtemps. On a donné autrefois aux affections de ce genre le nom de fièvres essentielles, par opposition aux fièvres symptomatiques qui sont déterminées par des processus locaux.

Aujourd'hui, on est cependant arrivé à cette conviction que, dans les affections fébriles en apparence idiopathiques, l'état fébrile n'est plus qu'un symptôme de maladies qui aussi sont ou afébriles ou continuent leur marche avec une fièvre très-légère.

Il est vrai que, dans quelques-unes des soi-disantes affections fébriles essentielles, il n'existe pas d'altérations anatomiques suffisantes pour admettre un processus local comme cause de la fièvre. Mais sachant que l'état fébrile apparaît à la suite de l'introduction dans le sang de produits qui se forment sous l'influence d'un processus local, ne pouvons-nous pas supposer l'introduction dans le corps de produits analogues venant du dehors? Cette hypothèse est d'autant plus digne de foi que nous connaissons beaucoup de ces produits : ainsi, par exemple, les produits de la putréfaction de substances végétales et animales, les virus putrides, etc. Leur introduction dans le corps peut déterminer un état fébrile avec des altérations consécutives diverses.

L'état fébrile n'est cependant pas un phénomène consécutif inévitable d'une intoxication de ce genre. Ainsi que les expériences le démontrent, un animal peut mourir, sans que sa température se soit élevée, quand on a introduit en lui des quantités considérables de virus putride. D'un autre côté, nous voyons que quand on fait pénétrer dans l'organisme, par l'inoculation, le virus variolique, la fièvre ne se développe que le septième ou même le neuvième jour, lorsque la suppuration apparaît dans les endroits qui ont été inoculés, et quelquefois elle est si légère, quelle échappe à notre observation. Quand un sujet se trouve infecté par du virus variolique pendant une épidémie de variole, il se développe quelquefois quinze jours environ, après la contagion, une fièvre très-forte; et dans l'espace de trois jours, pendant lesquels la fièvre augmente constamment, on remarque aucun phénomène local : ce phénomène ne se montre que quand la fièvre diminue. Il se passe quelquefois six jours, dans un état complétement afébrile, avant que, sous l'influence de la suppuration, une fièvre plus ou moins forte apparaisse de nouveau. On a aussi observé des cas d'affections varioliques, sans qu'ait existé l'état fébrile prodromal de trois jours.

La scarlatine et la rougeole qui se développent aussi à la suite de l'introduction dans le corps d'une substance spécifique particulière, dont l'influence s'exprime par toute une série d'altérations pathologiques, s'accom-

pagnent habituellement d'une fièvre qui n'apparaît
qu'au bout d'un temps plus ou moins long après l'infection ; dans la rougeole, par exemple au bout de huit
à vingt et un jours ; dans la scarlatine, au bout de trois
à trente jours. A partir du début de la fièvre, par laquelle commence la maladie, jusqu'à l'apparition des
altérations caractéristiques dans le corps, il se passe
dans la rougeole de trois à cinq jours, dans la scarlatine depuis quelques heures jusqu'à trois jours. Cette
fièvre qui précède les altérations locales est quelquefois
si légère, qu'elle peut échapper à notre attention, et
j'ai observé une scarlatine complètement développée,
avec catarrhe pharyngé, rougeur de la peau et exfoliation consécutive, sans qu'il existât presque aucune trace
de l'état fébrile. Pendant tout le temps de la maladie,
les enfants ne gardaient pas le lit ; ils avaient bon appétit et étaient en apparence bien portants, tandis qu'ils
avaient été infectés par un scarlatineux qui présentait
une fièvre très-violente.

Quand il y a infection par un miasme paludéen, il se
développe généralement, en même temps que d'autres
phénomènes, une fièvre à type intermittent. La maladie
peut, pour un certain temps, cesser de se manifester
par des accès de fièvre ; néanmoins, elle reste dans le
corps, et la fièvre peut-être rappelée de nouveau par
la cause la plus légère.

Pendant l'épidémie de typhus pétéchial, j'ai observé
des malades qui présentaient une affection caractéristique de la peau, un agrandissement dans le diamètre
de la rate, et seulement de très-légers mouvements
fébriles ; de telle sorte que le malade ne gardait pas le

lit et n'avait pas de délire, même pendant la nuit.
Seulement quand la maladie était terminée, il ne pouvait pas très-nettement se rappeler comment les deux
semaines s'étaient passées.

On sait généralement qu'il y a des cas de typhus
abdominal où les malades continuent leurs occupations
habituelles, qui sont quelquefois très-pénibles (ainsi
les simples soldats dans la cavalerie), et malgré cela,
les lésions locales du canal intestinal peuvent être si
considérables, qu'elles conduisent à une perforation des
parois intestinales et à une péritonite aiguë consécutive.
Dans ces formes de typhus ambulatoire, les mouvements
fébriles sont très-légers.

Nous verrons plus tard que la fièvre récurrente peut
continuer sa marche, sans qu'il y ait de fièvre.

MALADIES INFECTIEUSES AIGUËS. — Les diverses maladies fébriles, qui ont été rangées plus haut parmi les
soi-disantes fièvres essentielles, peuvent exister aussi
sans état fébrile. Puisque aujourd'hui on regarde la
fièvre comme un phénomène qui accompagne un processus local, ou comme un symptôme de l'infection du
corps par quelque produit spécifique venant du dehors,
on s'est accordé à réunir en une classe les maladies
déterminées par l'infection. Dans cette classe, les maladies qui sont surtout accompagnées de fièvre, et qui se
distinguent par une marche rapide, forment la section
des maladies infectieuses aiguës. Il est incontestable
que l'état fébrile est d'une grande importance dans
toutes ces maladies ; souvent l'infection ne s'exprime
que par la fièvre seule, dans laquelle les malades meu-

rent quelquefois. Néanmoins, pour baser ce qui a été dit plus haut, ce n'est pas dans l'état fébrile que l'on peut chercher l'essence de la maladie ; elle existe dans le caractère du virus et dans le caractère de son action sur les différents organes. L'état fébrile n'est qu'un symptôme de cette infection.

Dans quelques-unes des maladies infectieuses, le poison nous est connu jusqu'à un certain degré, et on peut artificiellement produire une infection. Ainsi, par exemple, on peut déterminer chez un homme sain la variole, la rougeole par l'inoculation du pus variolique, du mucus et du sang d'un individu atteint de rougeole. Le contact de scarlatineux, de sujets atteints de typhus pétéchial, peut déterminer une maladie analogue chez des individus sains ; mais de quelle manière, par quelle voie se fait cette infection, c'est ce que nous ne savons pas. Le plus souvent, nous ne connaissons ni le poison lui-même, ni les éléments de l'organisme animal, dans lesquels il se concentre surtout, comme par exemple dans le pus variolique.

Dans la plupart des cas, nous jugeons des propriétés de ces substances toxiques d'après leurs diverses manifestations, dans le développement, l'extension, la marche d'une maladie infectieuse quelconque. Souvent les maladies infectieuses se présentent sous forme d'épidémie ; de cette manière, un nombre plus ou moins grand d'individus sont atteints en même temps ; alors, quelques-unes de ces maladies ont la propriété de pouvoir être transmises d'un sujet à un autre. L'apparition de ces maladies sous forme d'épidémie, leurs différents modes d'extension ont, dans ces derniers temps, con-

duit à cette hypothèse que l'infection était déterminée
par divers organismes inférieurs qui, en arrivant dans
le corps, doivent déterminer le développement d'une
forme morbide ou d'une autre. Cependant, jusqu'à présent, cette opinion a pour elle encore peu de faits; la
difficulté que l'on éprouve à étudier les organismes
inférieurs est surtout un des principaux obstacles apportés au développement de cette étude qui, jusqu'alors
et à un certain dégré, ne trouve de confirmation que
pour la fièvre intermittente, en ce que cette fièvre,
d'après SALISBURY, se développe à la suite de l'intoxication par un des organismes végétaux inférieurs, —
palmella, — qui croît dans les contrées marécageuses.

En considérant chaque forme infectieuse individuel-
lement, nous verrons plus tard jusqu'à quel point nous
sommes justifiés d'admettre des maladies amenées par
une infection du corps, sans être à même de démontrer
directement la substance toxique.

CAUSES DE LA FIÈVRE CHEZ LE MALADE EN OBSERVA-
TION. — Après avoir constaté dans le cas actuel un état
fébrile, nous devons répondre à la question qui se pose
sur les conditions qui amènent cet état. Nous devons
rechercher la cause qui a produit l'accroissement de la
température du corps avec ses conséquences; nous
devons déterminer si cette cause existe dans le corps
du malade lui-même, ou si elle est venue du dehors;
en d'autres termes, existe-t-il dans le corps du malade
des lésions locales telles qu'elles amènent l'existence
d'une fièvre, ou cette fièvre est-elle un des symptômes
d'une infection? Pour répondre à cette question, nous

devons apprécier l'état des différents organes qui, affectés par un certain processus, pouvaient déterminer une fièvre. En examinant le malade, nous avons trouvé, outre les altérations fonctionnelles de divers organes produites sous l'influence de l'état fébrile, un catarrhe du pharynx, une augmentation du diamètre de la rate, des lésions dans le canal intestinal et dans la peau. Examinons séparément chacune de ces lésions.

DE L'EXANTHÈME. — La peau était recouverte de petites taches non proéminentes; celles d'entre elles qui étaient d'un rose rouge clair disparaissaient à la pression du doigt; celles qui étaient d'un rose rouge livide ne disparaissaient pas. Les taches d'une couleur claire qui disparaissent à la pression du doigt sont appelées *roséoles*; celles qui ne disparaissent pas sont désignées sous le nom de *pétéchies*.

Dans certains cas, la roséole perd, au bout de quelques jours, peu à peu la propriété de disparaître sous la pression du doigt; sa coloration change, elle devient d'un rouge moins clair, ses contours sont moins accentués, la tache augmente en apparence de dimensions; nous appelons pétéchiales les modifications de ce genre. Les pétéchies qui se produisent de cette manière ne doivent pas être confondues avec celles qui, au début déjà, ne disparaissent pas sous la pression du doigt. Ces dernières se distinguent au début habituellement par leur coloration rouge plus intense, tirant quelquefois au bleuâtre. Nous appelerons cette forme pétéchies primitives, pour la distinguer des pétéchies secondaires qui proviennent de la roséole. Une roséole n'a jamais une couleur aussi vive qu'une pétéchie primitive, qui est d'un rouge vermillon. Une roséole qui se transforme en pétéchie peut être un peu plus foncée, mais jamais elle ne prend la couleur jaune des pétéchies primitives. Comme ces dernières disparaissent au bout d'un temps plus ou moins court, l'éclat de leur coloration se perd; celle-ci devient plus foncée; elle tire même quelquefois dans le jaune verdâtre; on peut alors la distinguer encore facilement des pétéchies qui proviennent de la roséole. Car bien que les pétéchies secondaires deviennent plus foncées, et qu'elles prennent quelquefois une teinte bleuâtre et légèrement vert jaunâtre, elles n'ont cependant pas l'intensité de couleur d'une tache pétéchiale primitive ancienne. Toute roséole ne se transforme pas en pétéchies; quelques-unes de ces taches disparaissent peu à peu; elles pâlissent, et, pendant tout le temps, elles conservent leur propriété de disparaître sous la pression du doigt. La plupart des pétéchies primitives disparaissent lentement pendant plusieurs jours, leurs contours deviennent moins précis, elles perdent l'éclat de leur coloration; la tache devient plus foncée; elle prend une teinte bleue, quelquefois d'un vert jaunâtre, et elle disparaît peu à peu.

Dans quelques cas, l'épiderme se soulève au-dessus de la tache pétéchiale, et il se développe une vésicule remplie d'un liquide qui devient quelquefois purulent. J'ai observé ces altérations des taches pétéchiales dans quelques cas de fièvre récurrente. On observe plus rarement ces pétéchies primitives qui disparaissent très-rapidement en quelques heures, sans laisser la moindre trace. Les pétéchies primitives sont généralement plus petites que la roséole, et le plus souvent on ne les rencontre pas en grand nombre. Des médecins peu expérimentés pourraient les regarder comme des piqûres de puce; mais, quand on les regarde à la loupe, tout doute disparaît; car dans les taches pétéchiales, on ne voit pas la place qui correspond à la piqûre elle-même. La roséole disparaît après la mort du malade, sans laisser de trace ; une pétéchie qui provient de la roséole persiste aussi après la mort. Dans le premier cas, il n'existe très-probablement qu'une hypérémie locale des vaisseaux cutanés. Mais quand une roséole se transforme en pétéchie secondaire, au bout d'un temps plus ou moins long, il se fait une transsudation du pigment sanguin dans le tissu ambiant; peut-être se produit-il, sous l'influence de l'hypéremie, une rupture des vaisseaux. Dans la plupart des pétéchies primitives, on remarque au début un épanchement sanguin hors des vaisseaux cutanés ; mais, quand on considère leur disparition rapide dans quelques cas, où elles ne laissent pas la plus légère trace, il faut admettre qu'elles peuvent être déterminées aussi par une dilatation temporaire des vaisseaux capillaires de la peau, sans qu'il qu'il y ait rupture. Dans un cas, j'ai eu l'occasion de voir un petit vaisseau cutané dilaté, comme s'il avait été injecté, qui se terminait dans une tache pétéchiale. Il est très-difficile de décider quelle est réellement la cause de cette dilatation temporaire des vaisseaux cutanés. Il est de fait seulement que, quand la dilatation est légère, comme on l'observe dans la roséole, la lumière des vaisseaux se rétrécit sous la pression du doigt, et la tache pâlit; tandis que, dans les pétéchies, la pression n'exerce aucune influence ; le plus souvent, les taches pâlissent très-lentement, bien qu'il y ait des cas où elles disparaissent en quelques heures sans laisser de traces.

Une grande partie du corps de notre malade est recouverte d'un exanthème qui disparaît en partie à la pression, mais reste en bien plus grande partie sans présenter de modifications. La couleur de ces dernières taches nous permet en même temps de conclure qu'elles proviennent d'une roséole qui existait auparavant, et qu'ainsi elles peuvent être décrites comme des pétéchies secondaires.

L'existence de ces hypérémies locales des vaisseaux cutanés fait naître cette question : Cette hypérémie n'est-elle peut être pas le symptôme d'un processus inflammatoire qui se passe dans la peau, dont les produits arrivent dans les matières liquides en circulation et amènent l'état fébrile ? Nous savons cependant que des inflammations locales de la peau ne déterminent généralement aucune fièvre. Diverses affections cutanées, comme par exemple l'eczéma, l'érythème, l'urticaire, etc., peuvent exister sans la moindre fièvre. Dans notre cas, cependant, où l'on observe qu'une hypérémie tachetée de la peau, il est difficile de penser qu'une fièvre, qui a eu un développement si violent, ait dû être produite par un processus local insignifiant, d'autant plus que le caractère inflammatoire de ce processus est encore douteux ; car ce qui milite en sa faveur, ce n'est que la desquamation qui se montre plus tard, et qui s'observe généralement après les pétéchies secondaires. Cette desquamation que nous avons observée

dans les formes du typhus exanthématique est généralement furfuracée, et ne se rencontre pas sur toutes les
parties du corps. Le plus souvent, on trouve sur le
dos, sur le ventre, vers la fin de la maladie, peu de
temps après la disparition de la coloration anormale de
la peau, une desquamation furfuracée de l'épiderme.
Cette desquamation se montre quelquefois très-tard, à
une époque où les malades sont regardés comme complétement sains. Beaucoup de malades quittent l'hôpital
avant que se soit présentée une desquamation appréciable, et ils présentent encore une légère coloration de
la peau.

Quand on observe des malades qui présentent l'affection cutanée que nous avons décrite, on peut se convaincre souvent que l'état fébrile, qui accompagne cet
exanthème roséolique avec sa transformation consécutive en pétéchies, ne se trouve en aucun rapport qui
puisse démontrer l'extension plus ou moins grande de
cet exanthème. On observe souvent une fièvre très-
modérée, bien que l'exanthème soit considérablement
développé, et qu'il y ait une desquamation consécutive;
et, réciproquement, un exanthème léger peut se montrer accompagné de mouvements fébriles très-violents.
Dans quelques cas, il restait un exanthème très-marqué
après la disparition de la fièvre; quelquefois, l'exanthème pâlissait avant l'abaissement de la température.
Pour baser les faits qui ont été cités, on n'est pas jus-
tifié, en expliquant l'état fébrile par une affection cutanée, bien que quelques observateurs aient voulu remarquer un certain rapport entre l'apparition de l'exanthème et la fièvre.

DES LÉSIONS DU PHARYNX ET DU CANAL INTESTINAL.
— L'affection du pharynx, qui s'exprime chez le malade. par une faible rougeur de la muqueuse, est si légère, qu'elle ne pouvait pas déterminer une élévation de la température. En examinant le ventre, nous l'avons trouvé ballonné, et en pressant sur la région iléo-cœcale, on remarquait un gargouillement ; à la percussion, le son était tympanitique. Avant son entrée à l'hôpital, le malade avait eu, pendant plusieurs jours, des selles fréquentes et liquides ; les matières fécales étaient colorées par de la bile et n'étaient pas mélangées de sang.

Le ballonnement du ventre, le gargouillement à la pression de la région iléo-cœcale, et enfin les selles fréquentes et liquides, sont les phénomènes qui accompagnent habituellement l'affection catarrhale de la muqueuse du cœcum et du gros intestin. Au début, ce processus peut être accompagné d'une très-forte fièvre, mais qui tombe rapidement ; de telle sorte que, dans la marche ultérieure du processus local, le malade peut être regardé comme n'ayant pas de fièvre. En examinant le malade le cinquième jour de la maladie, on risquerait trop, en voulant attribuer au processus inflammatoire de l'intestin, l'état fébrile qui s'est développé d'une façon si violente, d'autant plus qu'en dehors de l'affection du canal gastro-intestinal, nous rencontrons encore dans le corps d'autres lésions qui ne peuvent s'expliquer ni par la fièvre, ni par l'affection intestinale ; ainsi, l'exanthème, le catarrhe du pharynx, et enfin la tuméfaction de la rate.

DE LA TUMÉFACTION DE LA RATE. — En percutant la
région splénique, nous avons trouvé que la matité de
cette région s'étendait de la huitième jusqu'à la onzième
côte; dans son diamètre transversal, elle se terminait à
un travers de doigt en avant de la ligne mamillaire
gauche. On sait qu'à l'état normal la matité splénique
commence à la neuvième côte et se termine à la onzième. Ici elle commence à une côte plus haut et se
termine, comme à l'état normal, à la onzième; de sorte
que le diamètre splénique est augmenté dans le sens de
la ligne axillaire. Il est très-probable que cette position
élevée de la limite supérieure de la matité splénique est
déterminée par l'accumulation des gaz dans le canal
gastro-intestinal. En traçant une ligne depuis la onzième
côte jusqu'au mamelon gauche, la matité à la percussion de la région splénique ne dépasserait pas cette
ligne, si la rate ne présentait pas d'agrandissement
dans son diamètre transversal; dans le cas actuel, la
matité splénique dépasse non-seulement cette ligne,
mais se termine seulement à un travers de doigt en
avant de la ligne mamillaire, prolongée vers le bas; ici
donc, cette matité a augmenté à la percussion. Si, à la
percussion, nous n'avions obtenu aucun agrandissement
appréciable de la matité de la rate, nous ne pourrions
cependant pas contester positivement une tuméfaction
de cet organe; car nous savons combien ces diminutions
peuvent être cachées par l'accumulation plus ou moins
grande de gaz dans le canal intestinal. Il y a des cas
où cet organe est considérablement tuméfié; de telle
sorte que son bord inférieur peut être senti avec la
main à travers les téguments abdominaux; tandis qu'ici

la percussion de la région splénique rend un son tympanitique qui couvre complétement le diamètre réel de la rate. Quand l'organe peut être perçu à travers les parois abdominales, on a naturellement une idée exacte de sa tuméfaction ; cependant, ces tuméfactions spléniques, dans lesquelles cette méthode d'examen peut être employée, ne sont pas fréquentes. Dans quelques cas, la rate est sensible à la percussion, et alors on peut déterminer les dimensions de cet organe, non par les limites de la matité qui se trouve couverte par le son tympanitique du canal gastro-intestinal, mais par l'extension de la sensibilité à la percussion. Après avoir trouvé une augmentation de la matité de la rate, surtout dans son diamètre transversal, nous pouvons admettre, presque avec certitude, que cet organe est augmenté de volume.

Une des causes les plus fréquentes et les plus importantes de la tuméfaction de la rate est, comme on sait, l'engorgement plus ou moins considérable de son tissu par le sang ; alors, le volume de cet organe peut devenir très-considérable, ainsi que le montrent les expériences qui ont été faites par l'injection d'eau dans la rate, ou son insufflation. Bien que la capsule splénique ne soit pas élastique, elle est cependant très-extensible, et suit très-facilement l'engorgement plus ou moins considérable produit par le sang. On observe ces accumulations de sang dans la rate, ou sous l'influence d'une difficulté dans l'afflux du sang, ou par l'augmentation de l'afflux sanguin. Comme le tissu splénique renferme des éléments contractiles, la plus ou moins grande contractibilité de ces éléments doit, sans aucun doute, avoir une grande importance sur la rétention du sang dans le parenchyme de la rate ou sur l'afflux du sang dans ce parenchyme; c'est ce que démontrent les expériences directes par la section des nerfs spléniques.

Divers processus hyperplastiques aigus du parenchyme de la rate sont accompagnés aussi d'un engorgement sanguin plus ou moins considérable de cet organe; alors, on observe des infarctus hémorrhagiques qui, selon toute probabilité, naissent à la suite d'une rupture des vaisseaux engorgés. L'occlusion d'un des rameaux artériels qui se dispersent dans la rate par une embolie, conduit à un infarctus hémorrhagique et à divers phénomènes hyperplastiques consécutifs dans le voisinage, ce qui s'accompagne de nouveau d'un engorgement sanguin plus ou moins grand de tout l'organe. La difficulté qu'éprouve le sang à sortir de la rate, comme on l'observe, par exemple, quand ce liquide ne peut facilement s'écouler hors de la veine porte, peut conduire à un processus hyperplastique dans le tissu splénique, comme aussi y produire des épanchements sanguins. Les processus hyperplastiques qui se passent lentement dans la rate, ne sont généralement pas accompagnés d'un engorgement aussi considérable de cet organe, qu'on l'observe dans le développement de processus aigus de ce genre. La tumeur splénique, après la fièvre intermittente, cette même tumeur, dans la leukémie, ne renferment pas autant de sang, que, par exemple, celles qui se montrent dans un gonflement aigu de l'organe, sous l'influence de quelques processus typhoïde.

La rate se tuméfie en outre dans la dégénérescence

amyloïde. Il est très-rare que cette tuméfaction soit déterminée par un cancer ou des échinocoques de cet organe.

Pour trouver une cause à la tuméfaction de la rate seule, il ne nous est pas possible, à l'examen clinique, de déterminer quel est le processus qui l'a produite. Ce n'est qu'en appelant à son aide les autres symptômes qui existent dans le corps et les données anamnestiques, que l'on est à même de déterminer, avec une probabilité plus ou moins grande, tel ou tel autre processus qui a amené le gonflement de la rate.

Comme nous n'avons par devers nous aucun fait qui permette d'expliquer la tuméfaction de la rate par un obstacle à l'écoulement du sang, hors de cet organe; comme nous ne rencontrons dans le corps aucune condition qui favorise la production d'un infarctus hémorrhagique à la suite d'une embolie; comme nous avons à faire à un homme qui se portait très-bien auparavant, nous pouvons attribuer, avec une grande probabilité, cette tuméfaction de la rate à un processus aigu.

Nous connaissons une série de maladies aiguës, dans lesquelles la rate se tuméfie très-rapidement, à la suite d'une accumulation considérable du sang, qui se montre en même temps que les symptômes d'une hyperplasie des éléments celluleux de la pulpe splénique, des corpuscules de Malpighi, et, même jusqu'à un certain degré, des trabécules.

Le processus inflammatoire parenchymateux aigu de ce genre, ne se rencontre jamais dans le corps d'une manière spontanée; on observe en même temps, généralement, toute une série de phénomènes pathologiques,

dont la diversité se trouve déterminée par la cause qui
a produit, entre autres, un gonflement aigu de la rate.
Ce gonflement peut se montrer quand on injecte, dans
le sang d'animaux sains, des produits putréfiés de substances animales et végetales. On l'observe de même
dans la fièvre puerpérale, dans la tuberculose aiguë ;
enfin dans la fièvre intermittente, la scarlatine, la variole, la rougeole, le choléra, la dyssenterie, la diphthérite, dans les diverses formes du typhus, etc.

Ces différents processus pathologiques qui peuvent
se passer en présentant une tuméfaction aiguë de la
rate, déterminent de leur côté certaines variétés dans
les phénomènes anatomiques de ce genre de la splénite
parenchymenteuse. Dans certains cas, on observe une
plus forte hyperémie qui a conduit à la production
d'infarctus hémorrhagiques qui se montrent par places ;
dans d'autres cas, cette hyperémie est relativement
moins forte, et le symptôme le plus saillant est une
hyperplasie de la pulpe. Quelquefois, cependant, l'hyperplasie des corpuscules de Malpighi se trouve très-
bien exprimée ; ces corpuscules peuvent alors être
tellement augmentés de volume, qu'il apparaît à la
coupe de la rate différents foyers blancs jaunâtres, volu-
mineux, qui résultent de la fonte de plusieurs corpuscules de Malpighi.

Une fois que nous aurons admis que l'augmentation
du diamètre de la rate, dans le cas actuel, est déterminée par une hyperplasie aiguë, involontairement se
pose la question de savoir si, peut-être, ce processus
aigu n'est pas cause de l'élévation de la température
du corps. Car, sans aucun doute, quelques produits du

processus hyperplastique aigu de la rate passent dans le sang et peuvent, de cette manière, fournir une cause qui amène l'état fébrile. Il est très-probable que la marche du processus fébrile est déterminée, jusqu'à un certain dégré, par l'une ou l'autre des altérations aiguës qui se montrent dans le parenchyme splénique. Il est, en effet, très-difficile d'admettre que l'apparition de la fièvre soit déterminée par le processus qui se montre dans la rate ; car très-souvent, surtout dans quelques maladies épidémiques qui se trouvent accompagnées de processus parenchymenteux de la rate, on ne remarque pas de rapport bien étroit entre le degré de l'état fébrile et l'affection plus ou moins grande que présente le parenchyme splénique. Malgré cela, dans quelques cas, l'étendue des lésions de la rate correspondait tellement à l'état fébrile, que l'on a décrit dans les auteurs, sous le nom de splénite, d'abcès de la rate, des processus morbides qui, selon toute probabilité, s'étaient développés sous l'influence de quelque forme infectieuse. L'excellente description de l'inflammation de la rate, publiée par le docteur Remi, de Moscou, au point de vue anatomo-pathologique, servira d'exemple. (*De l'inflammation et des lésions particulières de la rate*, par le docteur Remi. Mémoires des sciences médicales, 1846, 1er fascicule.) Il est très-probable que cette description doit se rapporter à la fièvre récurrente que l'on observait à Moscou à cette époque.

D'un autre côté on trouve, dans la description de quelques épidémies de typhus pétéchial, cette proposition que la rate ne présentait aucune altération, et, cependant, ce typhus était accompagné d'un état fébrile très-fortement développé. En nous permettant de douter de l'absence des altérations de la rate dans le typhus pétéchial, les propositions directes des auteurs nous justifient, néanmoins, de supposer que ces altérations étaient probablement très-insignifiantes. Je dois, en outre, ajouter que j'ai eu l'occasion d'observer des cas de typhus pétéchial, de fièvre récurrente, de typhus abdominal, avec des tuméfactions très-considérables de la rate et sans de fortes manifestations fébriles.

Pour baser ce que nous avons dit, nous ne nous regardons pas comme justifiés d'expliquer la fièvre de notre malade comme produite par une tuméfaction aiguë de la rate. On admettrait encore moins un état fébrile qui serait attribué à un processus inflammatoire se passant dans le cerveau ou ses enveloppes. La céphalalgie peut, par elle-même, exister dans chaque état fébrile: de même que le délire et les autres symptômes de l'état typhoïde peuvent se montrer indépendamment des phénomènes inflammatoires qui se présentent dans la cavité crânienne.

DE L'INFECTION COMME CAUSE DE LA FIÈVRE. — En considérant chacune des infections locales que nous avons rencontrées, nous n'avons trouvé dans aucune d'entre elles une cause suffisante au développement de l'état fébrile. D'un autre côté, cet homme n'est malade que depuis cinq jours, et les diverses altérations des organes ne peuvent pas être regardées comme étant la conséquence de l'état fébrile. Nous pourrions cependant nous tourner du côté de l'idiosyncrasie du malade et chercher en elle la cause de la fièvre. On pourrait aussi penser que les affections locales qui se présentent dans le cas actuel, bien que prises isolément, ne suffisent pas pour amener la fièvre, pourraient cependant la produire quand elles sont combinées. Si la forme morbide actuelle et son étiologie ne nous étaient pas connues, nous ne serions naturellement pas en état, en nous basant sur une observation isolée, de répondre à la question de savoir quelle est la cause qui a produit un état fébrile si considérable, bien que l'altération de chaque organe soit relativement insignifiante. En examinant d'autres malades, nous pouvons nous convaincre que ces altérations se rencontrent actuellement très-souvent dans le corps. Une partie notable de nos malades montre des altérations analogues dans la peau, la rate ; ce qui, dans la majeure partie des cas, est accompagné de phénomènes fébriles très-fortement développés. Chez quelques malades, on rencontre, en outre, un catarrhe gastro-intestinal ; chez d'autres, un catarrhe du pharynx, des bronches, plus ou moins développé. Sous ce rapport, on trouve une différence ; mais la fièvre, les altérations de la peau et le gonflement de la rate présentent, en tout, bien des choses qui leur sont communes. Ainsi donc, nous ne pouvons pas regarder l'individualité du sujet comme étant une cause de cette forte fièvre, et nous devons chercher cette cause autre part. Alors apparaît, comme très-probable, l'hypothèse d'une infection par quelque substance qui a pénétré du dehors dans l'organisme. Cette hypothèse nous permet d'expliquer le manque de proportionnalité entre la fièvre et le processus local, et l'affection concomitante, bien que légère, de beaucoup d'organes. Ainsi, nous trouvons chez notre malade une affection de la peau, de la rate, du canal gastro-intestinal, et enfin du pharynx. Si ces diverses affections s'étaient montrées dans le cours d'un état fébrile de longue durée, on pourrait penser que ce sont des altérations consécutives, produites par une fièvre qui existe depuis longtemps. Car, après qu'une fièvre de ce genre s'est développée à la suite d'une cause ou d'une autre, elle peut, de son côté, comme on le sait, disposer à des affections de divers organes. Cependant, dans le cas actuel, la maladie n'existe que depuis cinq jours, et depuis le début, il y a une lésion du canal intestinal. Il est manifeste aussi que l'exanthème cutané s'est produit pendant les premiers jours de la maladie, car la plus grande partie des taches s'est déjà transformée en pétéchies, ce qui ne se montre que pendant deux, trois, quelquefois aussi pendant un plus grand nombre de jours.

Pour baser ce que nous avons dit, on ne peut donc pas douter que nous n'ayons devant nous des symptômes de l'infection du corps par quelque substance, dont la présence a déterminé l'état fébrile, de même que l'exanthème et le gonflement aigu de la rate.

Pour démontrer d'une manière positive que la maladie a été amenée par une infection, on devrait naturellement déterminer la substance qui a produit cette infection. Cependant, en considérant la grande série des maladies infectieuses, il n'y en a que très-peu auxquelles on puisse renvoyer cet agent infectant. Cependant, dans ce cas aussi, nous ne connaissons que les éléments de l'organisme animal qui amènent l'infection. Ainsi, nous savons que c'est au moyen du pus que l'on peut transporter la variole et le virus syphilitique ; que la salive d'un chien enragé produit, au bout d'un temps plus ou moins long, toute une série de phénomènes pathologiques, connus sous le nom d'hydrophobie ; qu'une membrane diphthéritique produit un processus analogue chez un autre sujet, etc. Dans la plupart des autres infections, nous ne connaissons même pas les éléments qui produisent l'infection ; nous ne savons même pas comment se fait l'infection dans le typhus pétéchial, dans la fièvre récurrente et dans beaucoup d'autres formes, et malgré cela, nous admettons une infection du corps. L'hypothèse de l'infection se base, dans ces cas, sur toute la somme des phénomènes qui ont été observés pendant la vie et après la mort, et, de plus, sur le mode de production et d'extension de la maladie. L'apparition de processus pathologiques identiques, avec de légères anomalies chez les divers sujets ; l'affection concomitante de beaucoup d'organes, sans qu'il y ait de rapport réciproque manifeste ; la circonstance, enfin, qu'une telle affection se rencontre chez beaucoup d'individus, tout cela fait admettre une cause commune qui rappelle, d'après l'uniformité de son mode d'apparition chez les différents sujets, la forme d'un empoisonnement. Bien que, dans la plupart des cas, l'existence d'une substance infectante nous soit inconnue, et que nous ne la recherchions que dans les phénomènes qu'elle provoque dans l'organisme animal, nous pouvons cependant déterminer quelques particularités des diverses substances infectieuses.

Miasme et contagium. — L'observation apprend que quelques-unes de ces substances sont très-volatiles, qu'elles s'étendent très-facilement et que, par l'air, elles peuvent être transmises à l'homme. D'autres, au contraire, qui n'ont pas cette volatilité, ont besoin, pour amener une infection, du contact immédiat de l'homme sain avec un malade. Les premiers s'appellent miasmes, les autres contagium. Le miasme de la fièvre intermittente peut représenter l'infection miasmatique, le contagium syphilitique peut servir de représentant au virus fixe. La plupart des autres matières infectieuses possèdent les propriétés du miasme et du contagium. Quelques-unes sont surtout transmises par le contagium; cependant, elles ne perdent pas la propriété d'infecter sans un contact direct : ainsi, le typhus pétéchial, la diphthérite, la variole, la scarlatine, la rougeole, la coqueluche, etc. D'autres infections sont surtout transmises par les miasmes; elles possèdent la propriété de s'étendre aussi d'une façon contagieuse : ainsi, la grippe, la dyssenterie, le choléra.

Classification des maladies infectieuses. — Dans la classification des grandes séries de maladies infectieuses, nous rencontrons beaucoup de difficultés qui proviennent de ce que nous ne connaissons pas les diverses substances spécifiques qui produisent les différentes formes pathologiques. Les classifications qui ont été proposées jusqu'à présent ne satisfont pas suffisamment. Comme la propriété d'être transmise par l'air ou par le contact n'est qu'une des propriétés d'une matière infectieuse qui nous est le plus souvent inconnue dans ses caractères, et comme l'idée que l'on a sur le caractère miasmatique ou contagieux de la maladie provient de son mode d'extension et du genre d'affection que présentent les différents sujets, il est évident que, dans quelques-unes des maladies infectieuses, il est très-difficile de décider si elles sont de nature contagieuse ou miasmatique. Ici, on ne peut pas admettre une division des maladies infectieuses qui ait pour base le caractère contagieux ou miasmatique des diverses substances infectieuses. En divisant les maladies infectieuses en aiguës et en chroniques, on conserve deux groupes; le premier renferme les formes morbides les plus diverses, tandis que le second ne renferme que la syphilis. Cependant, on rencontre les mêmes difficultés dans la classification d'autres formes morbides.

Toute forme morbide qui a une étiologie particulière, et qui présente des phénomènes cliniques et anatomo-pathologiques déterminés, doit être regardée comme une maladie idiopathique : ainsi, la fièvre intermittente, le choléra, la dyssenterie, la méningite cérébro-spinale épidémique, la morve, la coqueluche, la diphthérite, la grippe, la fièvre puerpérale, la scarlatine, la rougeole, la variole, le typhus pétéchial, le typhus abdominal, la fièvre récurrente, la fièvre jaune, la miliaire, l'infection par les virus putrides, l'hydrophobie, l'infection par le venin des serpents, etc. En considérant isolément chacune de ces formes infectieuses, nous voyons que quelques-unes, bien qu'elles soient complétement idiopathiques, présentent cependant en même temps une analogie plus ou moins considérable, tant dans les phénomènes cliniques et anatomo-pathologiques, qu'au point de vue étiologique. Lorsque nous comparons, par exemple, la scarlatine, le choléra et la morve, l'un avec l'autre, nous voyons qu'il n'y a de commun chez eux que l'origine par l'infection; mais les symptômes qui existent pendant la vie, les lésions que l'on rencontre à l'autopsie, ainsi que l'étiologie de ces trois formes, sont très-variés, et il est impossible de les réunir dans un seul et même groupe. Comparons, d'un autre côté, la scarlatine avec la rougeole et la variole, nous trouvons en elles tant d'analogie, au point de vue symptomatique, anatomo-pathologique et étiologique, que l'on peut, sans difficulté, former un groupe des maladies exanthématiques aiguës qui renferme ces trois formes idiopathiques. De même on peut, en se basant sur l'analogie des symptômes, sur les résultats de l'autopsie, sur l'étiologie, admettre un groupe des affections typhoïdes qui embrasse les formes pathologiques idiopathiques suivantes : le typhus pétéchial, le typhus récurrent, le typhus abdominal et la peste. Bien que la fièvre rémittente présente une forme idiopathique au point de vue des symptômes, cependant, sous le rapport anatomo-pathologique et étiologique, elle est identique avec la fièvre intermittente, paludéenne, et peut ainsi être placée dans le groupe des infections par les miasmes paludéens. De même le groupe de la fièvre puerpérale se compose, eu égard à ses symptômes et aux phénomènes observés après la mort, de diverses formes morbides qui sont identiques au point de vue étiologique. Les autres maladies infectieuses ne peuvent actuellement pas être groupées, et constituent des formes morbides idiopathiques.

Sans doute, cette classification a en elle beaucoup d'artificiel ; elle n'a cependant qu'une signification temporaire, et n'a d'importance qu'en tant qu'elle facilite l'étude de ces diverses maladies infectieuses. Si l'on pouvait encore découvrir quelques faits, les groupes qui ont été admis actuellement seraient soumis à des modifications considérables, et en se basant sur de nouveaux faits, ils seraient métamorphosés. Un examen plus attentif des diverses matières infectieuses, qui nous sont inconnues jusqu'à présent, permettra de constituer, dans l'avenir, très-probablement, la classification des diverses maladies infectieuses.

DÉTERMINATION DE LA FORME INFECTIEUSE DANS LE CAS ACTUEL. DIFFÉRENCE ENTRE L'EXANTHÈME DE LA ROUGEOLE, DE LA SCARLATINE, DE LA VARIOLE ET L'EXANTHÈME DU TYPHUS PÉTÉCHIAL. — Après avoir trouvé chez notre malade, d'une façon déterminée, une maladie infectieuse, et après avoir vu sa peau recouverte d'un exanthème, on peut se demander si cette forme ne peut pas être mise dans le groupe des exanthèmes aigus. En examinant chaque tache de roséole, on peut la regarder comme un phénomène partiel de l'infection rubéolique qui peut, dans quelques cas, présenter un exanthème sous forme de macules, sans saillie, disparaissant à la pression. Dans des cas rares, cependant, un tel exanthème rubéolique tacheté se transforme même en pétéchies. Nous savons, cependant, qu'une telle forme de l'exanthème est une chose rare dans le processus rubéolique ; généralement, elle se montre sous forme de papules.

En examinant beaucoup de malades atteints de typhus pétéchial, on peut se convaincre que, dans quelques cas de cette affection, l'exanthème se présente sous forme papuleuse; et quand on examine ces papules isolément, on ne trouve aucune différence entre l'exanthème de la rougeole et celui du typhus pétéchial. D'un côté, on trouve dans quelques cas de rougeole un exanthème sous forme de taches; d'un autre côté, on peut rencontrer dans le typhus pétéchial des éruptions papuleuses. Néanmoins, pendant l'épidémie de typhus pétéchial que nous avons observée, les taches étaient placées tout près les unes des autres, ainsi qu'on les rencontre dans le cours de la rougeole; cependant, on trouve dans les auteurs des données sur le typhus pétéchial, où toutes les taches de l'exanthème étaient disséminées sur le corps et très-éloignées les unes des autres. Le signe distinctif principal de l'exanthème de la rougeole et de celui du typhus pétéchial, réside donc dans la diversité des places du corps qui sont atteintes par un exanthème ou par l'autre. Dans la rougeole, l'éruption commence généralement par les tempes, par la face, et s'étend de là à tout le corps. L'exanthème, dans le typhus pétéchial, se montre habituellement sur le ventre, sur le dos, et passe de là aux extrémités; la face en est alors généralement dépourvue. Lorsque, en examinant un malade dont la peau est couverte d'une roséole sous forme de taches ou de papules, nous trouvons que la face est libre; nous pouvons exclure, jusqu'à un certain degré, le processus de la rougeole, bien qu'il ne faille pas oublier que l'on a observé des cas de rougeole où la peau de la face était complétement libre d'exanthème. Dans ces derniers cas, il nous est impossible d'établir, en se basant sur l'exanthème, un diagnostic différentiel des deux affections, d'autant plus que l'exanthème rubéolique, qui se présente sous la forme de papules ou de taches, pâlit quelquefois, non pas comme d'ordinaire au troisième, mais seulement au huitième ou au dixième jour. Si nous ne sommes pas en état de différentier ces deux maladies infectieuses, en nous basant sur la forme et sur l'extension de l'exanthème, l'existence d'autres symptômes peut lever tous les doutes. Comme l'infection rubéolique présente une altération de la peau, elle se trouve toujours accompagnée de phénomènes inflammatoires de la muqueuse du nez, des yeux et des grosses bronches ; de sorte que le coryza, la conjonctivite et le laryngite accompagnent inévitablement un exanthème rubéolique. Dans la grande majorité des cas, les sujets affectés de typhus pétéchial n'ont pas de catarrhe de la muqueuse du nez et des yeux. Néanmoins, j'ai observé assez souvent, pendant une épidémie de grippe, des cas de typhus pétéchial avec un violent coryza, du larmoiement et de l'enrouement. Lorsque ces malades sont couverts accidentellement d'un exanthème papuleux, ils peuvent facilement être regardés comme atteints de rougeole ; cependant, ils se distinguent de ces derniers malades par les altérations de la rate, le caractère de la marche de la fièvre, et enfin par l'étiologie. Si nous observions un malade de ce genre, pendant une épidémie de rougeole, dans un pays où il n'y a pas de typhus pétéchial, nous diagnostiquerions chez lui la rougeole, en nous basant sur l'exanthème, sur le catarrhe de la muqueuse nasale, des bronches et de la conjonctive, bien que la fièvre fût plus forte et plus continue que d'habitude, et la rate tuméfiée. En effet, dans les ouvrages, on a décrit des cas de rougeole, où cette affection avait marché, en présentant un état typhoïde, une fièvre très-forte et une tuméfaction de la rate. Le diagnostic de ces cas exceptionnels ne peut être établi que par l'étiologie.

Dans notre épidémie de typhus pétéchial, je n'ai rencontré, à proprement parler, qu'un seul cas, où j'étais embarrasé de savoir si j'avais devant moi une rougeole ou un typhus pétéchial. L'état typhoïde était très-peu développé ; la peau du tronc surtout était couverte d'un exanthème papuleux et tacheté que l'on remarquait également par places, en petite quantité, sur la face. La rate et le foie aussi, en partie, étaient augmentés de volume et un peu sensibles à la percussion. Il existait en même temps un catarrhe du nez, des yeux et des bronches. Au même moment, j'observais en ville des cas très-nets et très-prononcés de rougeole. D'un autre côté, l'épidémie de grippe que l'on observait alors pouvait expliquer le coryza, la conjonctivite et le catarrhe bronchique. On ne pouvait pas déterminer si le malade s'était trouvé en contact avec d'autres qui avaient la rougeole. Cependant, en considérant l'âge mûr du malade, l'augmentation de volume de la rate que l'on ne rencontre pas dans les cas légers de rougeole, enfin la grande persistance de l'exanthème, on pouvait supposer, dans le cas actuel, avec une grande probabilité, un typhus pétéchial.

Chez le malade que nous avons examiné, on ne pou-

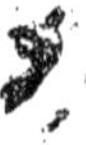

vait pas supposer la rougeole, puisqu'il n'existait ni conjonctivite, ni catarrhe bronchique. On pouvait encore moins penser à la scarlatine qui atteint les adultes, bien que cela arrive rarement. La rougeur générale de la peau qui disparaît sous la pression du doigt est un symptôme tellement caractéristique de l'exanthème scarlatineux, que l'on ne peut pas admettre la possibilité d'une erreur. Dans le cas actuel, il existe en même temps que l'exanthème une affection de la muqueuse du pharynx, qui est un symptôme inévitable du processus scarlatineux. Mais en observant un nombre considérable de typhiques, nous avons eu assez souvent l'occasion de nous convaincre qu'une inflammation catarrhale plus ou moins considérable du pharynx est un symptôme assez fréquent, non-seulement dans le typhus pétéchial, mais encore dans les autres typhus. On ne peut donc pas, en se basant sur l'affection accidentelle du pharynx, supposer la scarlatine dans le cas actuel.

Le caractère tacheté de l'exanthème, sa transformation en pétéchie, son absence à la face, ne nous laissent pas supposer un processus variolique. La variole s'exprime en effet, au début, par un exanthème papuleux à la face, et en outre, les papules se changent ultérieurement en vésicules et en pustules, ce qui met fin à tous les doutes.

Si nous avions observé le malade au début de la maladie, au premier ou au second jour de la fièvre, quand il n'existait encore aucun exanthème, nous ne serions naturellement pas en état de déterminer avec certitude quelle serait la forme morbide exanthématique qui se développerait dans le cas donné. En effet, on sait qu'une fièvre précède, plus ou moins longtemps, le développement de diverses affections exanthématiques aiguës. Si nous trouvons alors, en examinant le malade, les symptômes d'une maladie infectieuse aiguë, nous admettons, dans la plupart des cas, la possibilité d'un exanthème aigu, ou nous ne la contestons qu'en nous basant sur l'étiologie. Si, par exemple, il règne en ville une forte épidémie de variole, et qu'il ne se présente aucun cas de typhus pétéchial, la première forme sera plus probable que la dernière. Plus tard, nous verrons cependant que, dans ces cas, d'autres symptômes pouvaient nous mettre à même d'établir des hypothèses diagnostiques plus ou moins vraisemblables.

Mais si, chez notre malade, il existe assez de faits pour exclure la rougeole, la scarlatine et la variole, pourquoi, en nous basant sur l'exanthème, ne devrions-nous pas placer toute la forme morbide dans le groupe des exanthèmes aigus? Pour résoudre cette question, il est nécessaire de faire une analyse ultérieure du cas actuel.

De l'exanthème dans le cours des diverses affections typhoïdes. — Comme on le sait, un exanthème peut se montrer sur le peau dans le cours des affections fébriles les plus diverses, et il n'appartient pas exclusivement, seulement, au groupe des exanthèmes aigus. La plupart des maladies infectieuses aiguës peuvent présenter différents exanthèmes cutanés. Par leur propriété, elles appartiennent surtout au groupe des affections typhoïdes ; dans chacune d'elles, l'affection cutanée est un des symptômes les plus habituels. Néanmoins, l'affection cutanée présente des caractères assez exprimés dans chacune des trois formes du typhus (typhus pétéchial, typhus abdominal et fièvre récurrente) qui se présentent ici à notre observation. La roséole était presque la seule forme exanthématique appartenant au typhus pétéchial, bien qu'il soit rare qu'un cas de typhus abdominal se soit passé sans présenter quelques taches roséoliques. Cependant, dans le typhus pétéchial, la plus grande partie de la peau en était recouverte ; tandis que, dans les formes abdominales, on pouvait compter toutes les taches sur le ventre et sur la poitrine. Quelquefois, on n'observait pendant tout le cours d'un typhus abdominal pas plus de dix ou quinze taches. Dans les premiers jours, les taches de roséole, dans le typhus abdominal et dans le typhus pétéchial, se distinguent les unes des autres, ces dernières par leur nombre ; car, dans la forme abdominale, elles se montrent aussi sous forme d'un exanthème papuleux, comme dans quelques cas de typhus pétéchial.

Plus tard, la roséole du typhus exanthématique se distingue considérablement de celle de la forme abdominale. Dans le premier, au bout d'un ou de deux jours après l'éruption, elle se transforme en pétéchies et ne disparaît plus à la pression du doigt ; dans le dernier, elle persiste pendant des semaines et disparaît habituellement sans se transformer en pétéchies. La desquamation que l'on observe dans les formes du typhus exanthématique ne s'est pas montrée à mon observation

dans les cas bien francs de typhus abdominal. A part
ces signes distinctifs, la tache roséolique présente dans
les deux formes typhiques une différence très-considérable au moment de son apparition. Dans le typhus
pétéchial, l'exanthème apparaît pendant les premiers
jours de la maladie; souvent on remarque déjà, le jour
du premier frisson, un nombre plus ou moins considérable de taches sur la peau; et dans quelques cas, j'ai
vu l'exanthème même avant le développement de la
forte fièvre, avant l'apparition du frisson. La roséole,
dans le typhus abdominal, se montre rarement avant
le sixième ou le septième jour de la fièvre; dans la plupart des cas, on la remarque seulement au neuvième,
et quelquefois seulement au quatorzième jour.

Dans le cours du typhus récurrent, la roséole ne se
montre qu'exceptionnellement. Pendant la première
année où régna la fièvre récurrente (1864 jusqu'en
1865); j'ai seulement observé la roséole dans deux cas,
et les taches étaient en nombre restreint. Cette roséole
ne se transforme pas en pétéchie, comme c'est le cas
dans le typhus pétéchial. Nous verrons plus tard que
cette forme typhique a un exanthème d'un autre genre,
qui lui est propre, qui se montre au début sous forme
de pétéchies, et que nous n'avons vu ni dans le typhus
exanthématique, ni dans la fièvre typhoïde, quand ces
formes n'étaient pas compliquées de fièvre récurrente.
Dans le typhus pétéchial qui présente les altérations
roséoliques de la peau, on observe rarement un exanthème d'un autre genre, qui se montre plus souvent
dans la fièvre typhoïde et dans la fièvre récurrente. Ce
n'est que dans très-peu de cas de typhus pétéchial que

j'ai observé le développement de vésicules à l'endroit
où il existait autrefois des papules ou des taches. Dans
quelques cas, ces vésicules se transformaient, avec leur
contenu séreux, en pustules, et on observait alors sur
tout le corps, en même temps que l'exanthème tacheté
qui recouvrait la plus grande partie du corps, un petit
nombre de papules, par places des vésicules, et un
plus petit nombre encore de pustules. Cette transformation en vésicules et en pustules s'observe assez fréquemment dans la fièvre typhoïde. On peut la rencontrer aussi dans la fièvre récurrente ; alors, le développement des vésicules et des pustules qui a lieu vient de
taches pétéchiales qui existaient antérieurement. Dans
quelques cas, ces pustules éclataient et laissaient
des ulcères, dont la marche était quelquefois très-
lente.

Caractères de l'affection cutanée, des lésions
qui existent dans le canal intestinal, de l'état
fébrile dans le typhus abdominal. Diagnostic de
cette affection. — Nous avons trouvé que l'exanthème
de la peau de notre malade se compose d'une roséole
avec sa transformation en pétéchies, et qu'elle recouvre
la plus grande partie de la surface cutanée. Nous avons
déjà dit plus haut que cet exanthème ne pouvait appar-
tenir ni à la rougeole, ni à la scarlatine, ni à la variole ;
et en considérant d'autres formes morbides, dans lesquelles on peut rencontrer surtout un exanthème de ce
genre, nous avons pu nous convaincre que la peau de
notre malade présentait tous les symptômes qui caractérisent la forme du typhus exanthématique ; ainsi, la

transformation de la roséole en pétéchies, l'éruption précoce de l'exanthème qui, déjà, au cinquième jour de la maladie, recouvrait une partie considérable de la surface du corps.

Bien que les altérations de la peau dans le typhus pétéchial soient très-caractéristiques, cependant on peut rencontrer de ces cas où l'on ne peut pas établir le diagnostic en se basant sur l'examen de la peau seul. Il y a sans doute des épidémies de typhus exanthématique où l'affection cutanée est très-légère; d'un autre côté, des épidémies de fièvre typhoïde peuvent avoir leur cours, en présentant des altérations très-considérables de la peau. Celui qui a eu l'occasion d'observer de grandes épidémies de typhus pétéchial, peut se convaincre d'une manière certaine que cette affection peut se présenter presque sans trace d'exanthème; tandis que la marche de la maladie, les phénomènes anatomo-pathologiques, et enfin l'étiologie, militent en faveur du typhus. La desquamation qui se montre après la terminaison de la maladie a levé, quelquefois, d'une façon définitive et légitime, tous les doutes.

En même temps que les altérations de la peau qui caractérisent le typhus pétéchial, nous trouvons encore chez notre malade des symptômes d'un catarrhe gastro-intestinal, tels que : le ballonnement de l'intestin produit par des gaz, des gargouillements à la pression de la région iléo-cœcale et des selles liquides.

La présence de liquides et de gaz dans le cœcum, et le mouvement qui leur est communiqué par la pression de la main, produisent des bruits connus sous le nom de gargouillement. Ce gargouillement a été regardé longtemps par les praticiens comme un des signes les plus infaillibles de la fièvre typhoïde, et on pourrait ainsi nous répliquer, en nous basant sur ce symptôme, que le malade présente peut-être un de ces cas de fièvre typhoïde dans lequel l'affection cutanée s'est développée très-fortement. Nous savons que le catarrhe gastro-intestinal n'est pas exclusivement propre à la fièvre typhoïde. Tout état fébrile peut suivre son cours en présentant, à un degré plus ou moins élevé, les symptômes du catarrhe gastro-intestinal, et la fièvre qui complique ces formes infectieuses s'exprime par une disposition particulière de ce canal gastro-intestinal à cette affection. Les exanthèmes aigus, les affections paludéennes, l'empoisonnement par le venin des serpents et les virus putrides, etc., sont généralement accompagnés de symptômes du côté du canal gastro-intestinal. Dans la fièvre récurrente, il existe toujours un catarrhe gastro-intestinal. Dans toutes ces différentes formes des maladies infectieuses, on peut rencontrer des gargouillements, des selles liquides, etc.; tandis qu'il se rencontre des cas de fièvre typhoïde sans diarrhée et sans gargouillement dans la région iléo-cœcale. Dans les cas de typhus pétéchial que nous avons observés, nous avons rencontré assez souvent du gargouillement dans la région iléo-cœcale et des selles liquides, et malgré cela, on ne trouvait dans l'examen anatomo-pathologique de ces cas rien qui ait pu indiquer une fièvre typhoïde. Il faut encore remarquer que les symptômes d'un catarrhe intestinal ne se sont pas présentés très-souvent à notre observation. On remarque quelquefois, pendant tout un mois, chez la plupart des malades atteints de typhus pétéchial, du gargouillement dans la région iléo-cœcale et de la diarrhée ; quelquefois, il se passe des semaines entières pendant lesquelles les malades, affectés de typhus pétéchial et nouvellement arrivés, ne présentent ni gargouillement, ni diarrhée ; ils sont, au contraire, atteints de constipation. Néanmoins il peut exister, dans le cours du typhus pétéchial, une affection du canal intestinal qui puisse faire naître la question de savoir si l'on n'avait pas devant soi une fièvre typhoïde ; et cela d'autant plus qu'il peut exister, en même temps qu'une épidémie de typhus pétéchial, une épidémie de fièvre typhoïde. Pour lever ce doute, il faut s'arrêter à d'autres symptômes propres à la forme clinique du typhus pétéchial.

Un des symptômes les plus importants du typhus pétéchial est le développement, la marche et la terminaison de la fièvre. Dans ce typhus, l'homme s'échauffe très-rapidement ; l'état fébrile commence dans la plupart des cas par un frisson ; le soir du premier, du second ou, quelquefois, du troisième jour, la température atteint le chiffre le plus élevé, et reste alors continu ; car elle ne présente dans la marche ultérieure que des variations très-légères, des rémissions insignifiantes le matin et de légères exacerbations le soir. Dans la fièvre typhoïde, cette période du type continu de la fièvre ne s'établit que très-lentement ; ici, le corps ne s'échauffe complétement que vers la fin du second septénaire, quelquefois aussi plus tard. Par suite de cet échauffement si lent, la sensation d'un violent frisson n'existe habituellement pas dans la fièvre typhoïde. De plus, les forces du malade ne disparaissent que successivement; l'état typhoïde se développe plus tard; la force des contractions cardiaques se maintient plus longtemps que dans le typhus pétéchial, où l'action du cœur semble souvent considérablement affaiblie, déjà pendant les premiers jours de la fièvre. La faiblesse musculaire, le délire et les autres symptômes de l'état typhoïde se développent plus rapidement dans le typhus pétéchial, s'expriment généralement d'une manière plus violente que dans la fièvre typhoïde. Dans quelques cas de typhus pétéchial, les malades présentent, du deuxième au troisième jour de la fièvre, l'expression de l'état typhoïde, développé au plus haut degré ; tandis que, dans la fièvre typhoïde, on ne l'observe que très-rarement. Nous verrons plus tard combien l'état fébrile, que présentent ces deux formes typhiques, diffère dans sa marche ultérieure. Nous devons maintenant dire, pour ce qui regarde notre malade, qui présentait déjà, au cinquième jour de la maladie, une température de 40° centigrades, et dont les anamnestiques indiquent un développement rapide de l'état fébrile, que toute cette forme morbide doit être regardée avec la plus grande probabilité comme un typhus exanthématique et non comme une fièvre typhoïde.

Il ne faut cependant pas oublier qu'il peut se rencontrer des complications de la fièvre typhoïde qui modifient le développement lent de l'état fébrile que l'on rencontre généralement en elle ; que, de plus, les affections commencent par un violent frisson, et qu'elles peuvent atteindre, dans les deux ou trois premiers jours de la maladie, le chiffre le plus élevé de la température. La complication de la fièvre récurrente était une des causes les plus fréquentes qui détermine un changement dans le développement de la fièvre, dans la fièvre typhoïde. Quand nous considérerons ces formes mélangées, nous ferons ressortir plus tard leurs caractères. Aujourd'hui, nous remarquons seulement, au point de vue du diagnostic du cas actuel, que l'absence d'une tuméfaction du foie et d'une sensibilité de cet organe, ainsi que le défaut de sensibilité de la rate, ne permet pas d'admettre l'idée d'une fièvre récurrente qui peut avoir compliqué l'une ou l'autre forme du typhus. D'un autre coté, les autres symptômes, tels que la chaleur mordicante de la peau, la sécheresse de la langue, la tendance à l'état typhoïde qui, dans le cours ultérieur de la maladie, atteint le plus haut degré de son développement, militent encore davantage en faveur de ce fait que nous n'avons pas à faire ici à un cas de fièvre typhoïde, compliqué de fièvre récurrente. En effet, l'existence concomitante d'une fièvre récurrente contribue beaucoup à la diminution tant de l'état typhoïde que de la chaleur mordicante de la peau.

Pour baser ce que nous avons dit, on ne peut, dans le cas actuel, expliquer le rapide développement de l'état fébrile autrement que par une infection du malade par le virus du typhus pétéchial.

Naturellement, l'état fébrile ne suffit pas à lui seul pour diagnostiquer cette forme morbide. On sait, en effet, que l'on observe un développement fébrile de ce genre non-seulement dans beaucoup d'affections infectieuses, mais encore dans des processus inflammatoires de divers organes. Ainsi, dans la pneumonie croupale, on observe un violent frisson, suivi d'une élévation rapide de la température qui atteint, dans les deux ou trois premiers jours de la maladie, le chiffre le plus élevé. Nous avons déjà dit que, chez notre malade, l'examen des organes ne permettait de reconnaître, dans aucun d'eux, une cause qui suffise à expliquer l'état fébrile. D'un autre côté, les lésions de la peau, dans l'élévation de la température qui a été indiquée, nous justifient de reconnaître cette forme toute entière comme un typhus pétéchial, d'autant plus que, dans le cas actuel, nous avons exclu la rougeole. Dans les cas où il impossible de déterminer les dimensions réelles de la rate, le diagnostic du typhus pétéchial se base sur l'affection de la peau, sur le développement rapide de la fièvre, sur la marche ultérieure de la maladie, et enfin sur les causes.

Nous avons déjà dit plus haut que, pendant une épidémie de typhus pétéchial, il pouvait se rencontrer des cas qui s'éloignent considérablement de la forme clinique habituelle de cette maladie. C'est ainsi que la fièvre peut être très-légère et se développer sans frisson préalable ; dans d'autres cas, l'affection cutanée est moins caractéristique. Dans ces circonstances, le doute qui règne sur le diagnostic par l'observation de la marche ultérieure de la maladie et des causes se trouve levé. Dans un pays où il n'existe aucune épidémie de typhus pétéchial, personne ne diagnostiquera cette forme chez un malade où l'on n'aura pas observé une élévation rapide de la température à la suite d'un frisson préalable, de la chaleur de la peau, une apparition rapide de l'état typhoïde, une tuméfaction de la rate, un affaiblissement dans l'activité du cœur, un léger catarrhe des

bronches et de l'appareil digestif, en l'absence d'affection cutanée et de maladies locales qui puissent expliquer les symptômes que nous venons de citer. Dans un
autre pays où règne une épidémie de typhus pétéchial,
on ne peut pas, sans motif, regarder un cas qui se présente comme du typhus exanthématique. Un diagnostic
de ce genre peut être confirmé plus tard par l'apparition d'une desquamation, ou dans les cas qui se terminent par la mort, par l'examen anatomo-pathologique.
Il est naturel que des cas de ce genre ne se rencontrent pas souvent. J'ai eu l'occasion de les observer
pendant l'épidémie de typhus pétéchial qui existait en
même temps que l'épidémie de fièvre récurrente.
L'absence d'une affection du foie, de l'intermission
caractéristique dans le cours de la fièvre, ne permettait
pas de diagnostiquer un typhus récurrent; d'un autre
côté, on ne pouvait pas établir le diagnostic d'une
fièvre typhoïde, à cause du développement rapide de
la fièvre, et de l'absence, à l'autopsie, d'affection des
plaques de Peyer et des glandes solitaires. L'état
typhoïde qui s'était très-fortement développé, la chaleur mordicante, l'élévation rapide de la température
parlaient en faveur du typhus pétéchial que l'on observait surtout à cette époque. On comprend très-bien
qu'un tel diagnostic reste douteux, aussi longtemps
qu'il n'a pas été confirmé par l'apparition de l'exfoliation de l'épiderme ou par l'examen cadavérique.

A l'égard du malade actuel, le diagnostic ne peut
être douteux. L'apparition précoce de l'exanthème, sa
grande confluence, son absence à la face, le développement rapide de l'état fébrile qui a débuté par un frisson,

la tendance à l'état typhoïde et le développement de
cet état dans les premiers jours de la maladie, l'affaiblissement de l'activité du cœur au début, la tuméfaction de la rate et l'affection des muqueuses, tout cela
réuni constitue les phénomènes pathologiques les plus
essentiels du typhus pétéchial. Nous avons vu que la
présence ou l'absence d'un ou de plusieurs des symptômes dénommés ne suffit pas pour reconnaître ou pour
contester un typhus exanthématique. Leur apparition
commune nous autorise à porter un diagnostic positif.
Dans les cas, cependant, où les symptômes cliniques
présentent des anomalies plus ou moins considérables
dans le mode d'apparition habituel de cette maladie, il
n'est pas possible d'établir le diagnostic sans une recherche exacte des phénomènes étiologiques.

De la période prodromale et de la période d'incubation des maladies infectieuses en général, et du
typhus pétéchial en particulier. — La plupart des
maladies infectieuses qui se développent dans le corps
après l'invasion de l'une ou l'autre matière spécifique
infectieuse présentent, dans leur marche, une certaine
période plus ou moins courte, pendant laquelle on
n'observe aucun symptôme pathologique bien exprimé,
mais bien des troubles plus ou moins considérables. La
période de cet état morbide peu prononcé est connue
sous le nom de période prodromale. La durée de cette
période varie suivant les différentes maladies. Dans
quelques formes morbides, les symptômes prodromaux
sont si légers, si ingnifiants, qu'ils échappent souvent
à l'attention du malade qui ne fait dater sa maladie que

du jour du premier frisson. Dans d'autres processus
pathologiques, au contraire, le malade éprouve, pendant plusieurs jours, même plusieurs semaines, du
malaise, avant le complet développement de la maladie.
Sans doute, la période prodromale existe dans toutes
les maladies infectieuses ; seulement, le malade n'en a
pas toujours conscience, ce qui dépend surtout de l'individualité du sujet et de l'aptitude plus ou moins bien
développée qu'il a de s'observer lui-même.

La plus grande partie des cas de typhus exanthématique débute chez les gens de la basse classe sans
phénomènes prodromaux appréciables ; la maladie commence par un violent frisson chez un homme qui,
jusqu'à ce moment, s'était senti en apparence bien
portant. Ceux, au contraire, qui ont l'habitude d'accorder plus d'attention aux fonctions de leur organisme, se sentent, dans la plupart des cas, mal à l'aise,
quelques jours avant le frisson ; ils sont faibles, tristes,
l'appétit diminue ; il y a des irrégularités dans les fonctions intestinales, sous forme de constipation et de
diarrhée ; ils se mettent à tousser ; le sommeil est agité.
J'ai pu observer, dans quelques cas, pendant cette
période morbide, une certaine perte de mémoire, du
désordre et surtout une certaine espèce d'engourdisse-
ment des fonctions intellectuelles. Ce sentiment indé-
terminé de malaise dure depuis quelques jours jusqu'à
deux semaines, avant que le frisson se montre et que
l'état fébrile se soit complètement développé.

Dans quelques cas on observe, avant ce stade prodromal, une période d'incubation qui embrasse le temps
depuis l'infection jusqu'à l'apparition des premiers

symptômes de la période prodromale. Cet état latent de la maladie est très-difficile à observer dans le typhus pétéchial, mais il existe, sans aucun doute. Un homme qui se trouve en contact avec un autre sujet affecté de typhus exanthématique ne tombe pas habituellement malade de suite; il se passe plusieurs jours dans un état de bonne santé apparente, avant que n'apparaissent les symptômes prodromaux, et ce n'est que plus tard que se montre le frisson et que se développe l'état fébrile qui, déjà, dès le premier jour, retient le malade au lit. Dans la plupart des cas, ainsi que je l'ai dit, la période d'incubation, comme la période prodromale, échappe dans le typhus pétéchial à l'attention du malade qui ne rapporte le début de sa maladie qu'à l'époque du premier frisson.

Dans la fièvre typhoïde, la période prodromale est bien plus prononcée, et dans la plupart des cas, les malades se trouvent déjà mal à l'aise quelques jours avant le développement de l'état fébrile.

Chez notre malade, la période prodromale était manifestement de très-courte durée. Le 17, il eut un frisson, et ce n'est que le 16 qu'il sentit du malaise, qu'il se plaignit de céphalalgie, de perte d'appétit, de diarrhée et d'une faiblesse générale. On ne peut pas décider si, dans ce cas, il existait une période d'incubation; le malade ne nous indique rien que l'on puisse regarder comme cause de l'infection.

CHAPITRE III.

ÉTIOLOGIE.

On rencontre surtout des difficultés très-grandes et
insurmontables quand on recherche les causes d'une
maladie infectieuse chez un sujet isolé, dans une grande
ville, pendant l'épidémie d'une maladie de ce genre.
Quand l'affection est très-étendue, ainsi qu'on l'observe
actuellement, nous ne sommes pas en état de décider,
avec certitude, si le malade s'est rencontré ou non avec
des sujets atteints de typhus pétéchial. Mais si nous
n'admettons pas qu'il ait eu personnellement l'occasion
de se réunir à des typhiques, il a pu, d'un autre côté,
être infecté par des gens sains qui ont eu des rapports
avec les malades et ont rapporté l'infection sur eux. En
admettant cette facilité dans l'infection par le virus du
typhus exanthématique, on doit s'étonner que tous les
habitants d'une ville, où règne une épidémie de typhus,
ne tombent pas malades. Nous voyons un grand nombre
de personnes qui se rencontrent avec des typhiques, et
il n'y en a que quelques-unes qui soient atteintes. Il

résulte de là que les relations que l'on a avec les
typhiques ne sont pas une condition essentielle pour
gagner la maladie. Elle peut se développer spontanément chez des hommes qui n'ont eu aucune relation
avec les malades. On observe assez souvent des
exemples de ces affections dans les prisons, les casernes,
sur les vaisseaux, dans les camps, principalement quand
les conditions hygiéniques sont mauvaises, surtout dans
les grandes agglomérations d'hommes, quand la ventilation des habitations est défectueuse, quand la nourriture est de mauvaise qualité. En temps de guerre,
quand les villes sont assiégées, dans la disette, des
épidémies du typhus pétéchial le plus grave se développent d'une manière tout à fait spontanée, sans qu'il
y ait aucune infection venant du dehors. Ces épidémies
sont souvent décrites sous différents noms, suivant les
diverses causes qui les ont engendrées ; ainsi on parle,
par exemple, du typhus des prisons, du typhus des
camps, du typhus de la faim, etc.

Si les mauvaises conditions hygiéniques étaient la
seule cause du typhus pétéchial, cette forme morbide
devrait accompagner continuellement la malpropreté,
la ventilation défectueuse, la faim, l'agglomération
d'hommes, etc. Néanmoins, toutes ces conditions s'observent à leur plus haut degré de développement, sans
qu'il s'établisse une épidémie de typhus exanthématique. Il se passe des années où les prisons, les
casernes, etc., sont dirigées avec la plus grande négli-
gence, sans que cette maladie se montre. Il est manifeste que ces conditions hygiéniques favorisent le
développement du typhus pétéchial ; cependant, par

elles-mêmes, elles ne peuvent être considérées comme cause de la maladie. Sans doute, l'épidémie de typhus pétéchial peut se développer, dans une certaine contrée, d'une façon toute spontanée, sans infection venant du dehors. Les mauvaises conditions hygiéniques présentent le meilleur terrain au développement du virus typhique. Une fois que la maladie s'est développée, elle se trouve transportée par le contact du malade par une personne saine à quelques personnes bien portantes, bien qu'elles se trouvent dans les meilleures conditions hygiéniques.

Cette propriété du transport de la maladie d'un individu à un autre varie considérablement dans une seule et même épidémie. Plus les typhiques sont agglomérés, moins ils ont de bons soins; plus la ventilation est insuffisante, plus est grande la faculté d'infection. Les malades ayant été, dans notre clinique, répartis dans un grand espace, nous n'avons pu, malgré le nombre considérable de typhiques, remarquer aucune contagiosité particulière de cette maladie; tandis que, dans les anciens hôpitaux, où l'espace est restreint, les cas d'infection des médecins, des chirurgiens, des infirmiers sont très-fréquents. Un cas de typhus exanthématique, qui se développe dans une famille dont l'habitation est saine, détermine rarement la même affection chez d'autres membres de cette famille; tandis que des malades qui entrent pour toute autre maladie dans un hôpital qui reçoit un plus ou moins grand nombre de typhiques sont assez souvent atteints de typhus.

Habituellement, le typhus pétéchial se montre à l'état

épidémique. Jusqu'à présent, je n'en ai pas encore vu un seul cas sporadique, bien que quelques observateurs en admettent la possibilité.

Que le typhus se développe spontanément sous l'influence de conditions anti-hygiéniques locales, ou qu'il s'introduise par l'infection d'autres malades, on voit, dans les deux cas, que tous ne sont pas prédisposés dans la même mesure à contracter cette forme typhique. Ceux qui ont une fois résisté au typhus pétéchial sont, le plus souvent, garantis contre cette même affection. Il est très-rare que le typhus pétéchial atteigne plus d'une fois le même individu. Il est très-rare également que les enfants, les vieillards et les personnes, affectées de diverses maladies chroniques, en soient atteints. Ainsi, je n'ai jamais observé le typhus pétéchial chez des individus atteints de pneumonie chronique, bien que d'autres observateurs citent des cas de ce genre. De tous les sujets atteints de maladies chroniques qui ont été placés en grand nombre dans notre clinique et réunis aux typhiques, il n'en est aucune qui ait été affecté de cette maladie, bien qu'ils aient été très-rapprochés les uns des autres. Souvent des nouveaux arrivants occupaient les lits dans lesquels des typhiques avaient été couchés auparavant, et jamais je n'ai vu l'infection en être la conséquence. Ajoutons à ces faits que les étudiants, les médecins, les élèves chirurgiens, qui se trouvaient continuellement en contact avec les typhiques, n'étaient presque pas atteints par cette maladie; on verra alors qu'il faut mettre en question l'opinion généralement répandue de la faculté *si grande* d'infection de cette forme typhique. Il ne faut cependant pas oublier que des observations concomitantes, faites dans d'autres hôpitaux, montrent que l'affection a souvent atteint les employés de l'hôpital. La cause de cette contradiction est manifestement la faculté différente que possède le typhus à infecter, suivant les diverses conditions : ainsi, l'agglomération des typhiques, la mauvaise ventilation augmentent évidemment, comme cela a été dit plus haut, la faculté d'infecter. Les individus sains jeunes présentent la plus grande prédisposition à être atteints de typhus pétéchial. Les hommes qui en sont le plus habituellement affectés appartiennent à la basse classe, aux ouvriers pauvres. Quand une épidémie règne dans un endroit, les gens qui vivent dans les plus mauvaises conditions hygiéniques présentent la plus grande prédisposition à cette affection. Toute imprévoyance, tout écart dans la manière habituelle de vivre détermine, chez des gens de cette espèce, le typhus exanthématique. Très-souvent, plusieurs membres d'une même commune tombent malades quelquefois dans le même temps. Dans beaucoup de cas, les malades indiquent un refroidissement, des troubles digestifs comme cause de leur maladie. Le plus souvent, ils ne peuvent assigner la cause la plus prochaine de leur affection. Dans les autres classes de la société, un refroidissement rapide du corps est la cause la plus fréquente que les malades indiquent; ce qui, dans beaucoup de cas, est confirmé par un examen attentif. Des individus qui se trouvent sous l'influence de causes psychiques déprimantes, d'un travail forcé et qui épuise, présentent aussi une prédisposition manifeste à cette affection.

Lorsqu'une épidémie de typhus pétéchial s'est développée, nous voyons que tous, sans exception, n'en sont pas atteints. Les uns sont affectés par suite du contact avec les malades ; chez les autres, la maladie se développe d'une façon, en apparence spontanée, sans contact préalable. Chez les uns, la cause de la maladie ne peut pas être démontrée ; chez les autres, elle se développe sous l'influence de mauvaises conditions hygiéniques, au point de vue de la nourriture et de l'air. Enfin, le typhus pétéchial peut être produit, en temps d'épidémie, au milieu des meilleures conditions hygiéniques, par le refroidissement, un travail forcé ou une forte dépression morale. La plus grande partie de la population reste d'ailleurs bien portante.

Comme l'infection par le typhus exanthématique peut avoir lieu sans contact immédiat avec le malade, et que, de plus, le voisinage d'un typhique dans la même pièce suffit, on peut admettre cette hypothèse que le virus du typhus exanthématique est une substance volatile. Quelques observations montrent que cette substance volatile peut s'attacher aux vêtements, aux parois, etc. Il est cependant remarquable que, malgré cette volatilité, malgré la propriété de ce virus de s'attacher aux vêtements, une partie considérable de la population d'une région où règne l'épidémie de typhus reste intacte. On devrait s'attendre à ce que, dans des conditions de ce genre, une épidémie ne dut jamais finir. Nous connaissons des pays où, dans l'espace de dix ans, on n'a observé aucun cas de typhus exanthématique. Quand la maladie y est introduite, quelques individus qui s'approchent davantage du malade en sont atteints, et l'épidémie se termine quand, dans cet endroit, il n'existe aucune condition, à nous connue, qui favorise son extension. D'un côté, on voit que tous les individus ne sont pas prédisposés, dans la même mesure, à contracter la maladie; d'un autre côté, des pays tout entiers présentent cette non-susceptibilité à la contracter. C'est à peine s'il est possible d'expliquer l'absence d'épidémies de typhus pétéchial dans la plupart des Etats européens par une culture plus élevée, par le défaut de malpropreté, par une bonne nourriture et par d'autres conditions hygiéniques meilleures. Sans doute, la population de quelques contrées de l'Europe ne se rapproche pas de la nôtre pour la malpropreté et la mauvaise hygiène, et malgré cela, on n'y observe pas de cas de typhus pétéchial. Chez nous, à Saint-Pétersbourg, l'épidémie de typhus ne cesse presque pas pendant plusieurs années. Autant que je sache, le commun du peuple russe fait plus attention à la propreté du corps que tous les autres peuples de l'Europe. L'usage des bains hebdomadaires est presque religieux; une femme, après sa menstruation, n'entre dans aucune église sans avoir pris un bain; tandis qu'à Vienne, à la clinique du professeur Hébra, j'ai vu des individus qui n'avaient pas lavé leur corps depuis plusieurs années. La nourriture et le logement des gens pauvres ne sont pas plus mauvais chez nous qu'en Europe. Mais l'hiver rigoureux empêche de laisser les fenêtres ouvertes; ce qui entrave considérablement la ventilation des habitations pauvres, où s'entassent une quantité de personnes qui cherchent à se mettre à l'abri d'un froid rigoureux. Cela est peut-être une des causes les plus importantes qui favorisent le développement du virus typhique dans les grandes villes russes, et surtout à Saint-Pétersbourg.

Mais toutes ces conditions ne suffisent pas à elles seules pour le développement du typhus exanthématique, car elles existent d'une façon plus ou moins constantes ; tandis que les épidémies de typhus peuvent disparaître pour un certain temps, sans laisser de traces.

Quand on examine le mode d'extension du typhus pétéchial, son développement et sa terminaison durant différentes épidémies, on peut se convaincre que cette forme infectieuse, de même que la plupart des autres affections épidémiques, se propage très-rapidement, suivant son origine ; qu'elle atteint l'un ou l'autre chiffre très-élevé d'affections ; qu'ensuite, elle commence peu à peu à décroître ; et, qu'ensuite, elle s'éteint complétement. Une épidémie de ce genre peut durer de quelques mois à plusieurs années.

Jusqu'à présent, il n'est jamais arrivé à personne de montrer le virus du typhus exanthématique, et, de cette manière, de produire des maladies artificielles. Aucune des substances chimiques que nous connaissons ne produit quelque chose d'analogue. L'idée que l'origine provient d'organismes végétaux particuliers qui forment le virus du typhus exanthématique a beaucoup pour elle ; cependant, on n'a pas jusqu'à présent de preuve réelle suffisante pour confirmer cette hypothèse, à laquelle est réservé très-probablement un grand avenir. Les recherches de Pasteur et de ses adhérents ont montré que la plupart des processus de fermentation, les processus putrides étaient déterminés par le développement en masse de divers champignons. Le lait qui se trouve exposé pendant un temps plus ou moins long à l'accès de l'air subit des altérations chimiques qui consistent surtout dans la formation de l'acide lactique, et par la disparition concomitante du sucre de lait; en même temps, il apparaît dans le lait une quantité de champignons à diverses périodes de leur développement. Le transport de ces champignons, ou d'une petite quantité de ce lait en fermentation dans du lait frais, y produit très-rapidement une fermentation semblable. Un mélange d'eau distillée, de sucre cristallisé, de tartrate d'ammoniaque et de cendres de levûre montre, quand l'air y a accès, en même temps que des phénomènes de fermentation et la formation de l'acide carbonique et de l'alcool, le développement d'un grand nombre de divers organismes végétaux inférieurs. Le mélange de sucre, etc., de craie chimiquement pure, au mélange originaire, y détermine surtout la production d'acide lactique et d'acide butyrique, en même temps qu'un développement d'organismes végétaux, qui sont surtout particuliers à ce dernier processus de fermentation.

D'un autre côté, d'autres liquides, comme le lait, qui renferment des substances fermentescibles, peuvent rester des mois entiers, en conservant, sans la changer, leur composition chimique, et sans laisser reconnaître aucun produit fermenté ni chimique, ni organisé, s'ils sont renfermés dans des vases hermétiquement clos, de façon à empêcher tout accès d'air impur. Après avoir filtré l'air à travers du coton-poudre, et après avoir ensuite dissous ce coton dans l'éther et l'alcool, Pasteur trouva, dans cette solution, une très-grande quantité d'organismes végétaux, qui avaient été retenus par le coton quand il était traversé par l'air. Des liquides qui fermentent quand l'air ordinaire y a accès, ne sont soumis à aucune fermentation quand ils se trouvent en contact avec un air filtré à travers du coton.

Ainsi, il n'est pas douteux que des organismes qui déterminent beaucoup de formes de fermentation se trouvent en plus ou moins grande quantité dans l'air et dans un état embryonnaire. Une fois qu'ils arrivent dans un milieu qui présente des conditions favorables à leur nutrition et à leur propagation, ils se multiplient très-rapidement, gardent des formes particulières, suivant les propriétés du milieu dans lequel ils se trouvent, et préparent ainsi telle ou telle autre altération chimique.

Chaque genre de fermentation est déterminé par le développement d'une espèce particulière de champignons. Quelques espèces de champignons possèdent la propriété de prendre, dans différentes conditions, tantôt une forme, tantôt une autre. C'est ainsi que le penicillium crustaceum peut déterminer dans l'urine diabétique la formation d'un ferment (cryptococeus) avec production concomitante d'alcool et d'acide carbonique. Ce même penicellium détermine une fermentation acide et le développement d'une autre espèce de champignon quand on le mélange au lait. Quand on le place dans de l'urine ordinaire, il amène la décomposition de l'urée en ammoniaque et en acide carbonique (Hallier).

En admettant une fois que, au milieu de diverses

conditions de développement, le même organisme peut
se transformer en diverses autres, il semble que l'on
puisse ajouter beaucoup de foi à cette hypothèse qu'il
se développe sous l'influence commune de beaucoup de
conditions anti-hygiéniques, un champignon qui, arrivant dans l'organisme humain, détermine le typhus
pétéchial.

Hallier a trouvé dans le sang des typhiques le microceus du rhizopus nigricans d'Ehrenberg. Il réussit
très-facilement à cultiver cette dernière forme sur des
fruits putréfiés et sur des légumes. Rosenstein n'a
cependant pas pu confirmer dans trois cas de typhus
exanthématique les opinions de Hallier. Ce dernier a
rencontré entre autres le microceus chez des malades
atteints de rougeole, de scarlatine, de variole, de choléra. D'un autre côté, Lemaire a trouvé, après avoir
condensé l'air au moyen du froid et après avoir examiné
au microscope le liquide qui avait été précipité, que
l'air d'une chambre dans laquelle vingt soldats avaient
passé la nuit renfermait une quantité bien plus considérable d'organismes végétaux et animaux inférieurs,
que l'air d'une pièce qui avait été examiné de la même
manière, et dans laquelle dix-sept hommes avait passé
la nuit, et qui avait été bien aérée. Dans l'air qui avait
été ainsi condensé au dehors, on n'arriva presque pas
à découvrir d'organismes inférieurs. Comme Lemaire a
trouvé ces mêmes organismes dans la bouche, dans les
narines, sur la peau des soldats qui couchaient dans la
caserne, cet observateur explique ainsi la présence de
ce mélange dans l'air par l'agglomération d'hommes
dans une pièce insuffisamment aérée.

Tous ces faits ne nous mettent de longtemps pas à même de déterminer le virus du typhus pétéchial; ils nous ouvrent seulement une nouvelle voie à l'observation. Il ne serait pas juste de notre part de contester l'existence d'une substance, dont l'introduction dans l'organisme détermine le développement d'une forme pathologique toute particulière, par ce motif que cette substance n'a pas encore été rencontrée. Le virus variolique, le virus syphilitique, celui de la pustule maligne, celui de la rage, nous sont, par le même motif, aussi inconnus, et, cependant, l'idée ne vient à personne de contester leur existence. Il est vrai que les virus que nous avons ainsi nommés peuvent être transmis de l'homme malade à l'homme sain, pour ainsi dire, peuvent être inoculés; ce que l'on n'observe pas dans le virus du typhus pétéchial. Toutefois, les recherches qui ont été faites dans cette direction ne sont pas assez nombreuses pour permettre de considérer la question comme définitivement résolue.

Une fois que nous avons admis l'existence d'un virus, si nous supposons aussitôt que cette substance virulente a en propre une certaine volatilité, on se demande pourquoi tous ceux qui habitent un pays où règne l'épidémie de typhus n'en sont pas atteints. Cela nous force à admettre une nouvelle hypothèse : la prédisposition plus ou moins développée à contracter telle ou telle forme morbide. Nous avons déjà analysé quelques-unes des conditions qui diminuaient *la prédisposition* à l'affection. Dans d'autres cas, des gens se trouvent en contact avec des malades et ne sont cependant pas atteints par la maladie, sans cause appréciable.

Nous savons qu'il s'en faut de beaucoup que tous ceux qui sont mordus par des chiens enragés soient atteints d'hydrophobie ; que cette affection ne se montre que chez 19,3 0/0 de ceux qui ont été mordus. Les recherches entreprises par Hertwig, par l'inoculation de la salive d'animaux enragés, montrent que l'hydrophobie n'apparaît que dans 23 0/0.

L'inoculation variolique n'amène pas dans tous les cas un processus spécifique, et, cependant, l'hypothèse d'une prédisposition plus ou moins développée à être affectée de ce processus est très-vraisemblable. Il est possible qu'une bien plus grande partie de la popula-lation, qu'on ne pourrait en juger par le chiffre des maladies, est infectée par le virus du typhus exanthé-matique. Il est probable que, chez une partie considé-rable des sujets infectés, quand tous les organes fonc-tionnent normalement, cette substance virulente est ou bien détruite dans le corps lui-même, ou s'en trouve éliminée par le moyen d'un organe quelconque. Si, maintenant, la destruction ou l'élimination de cette substance n'a pas lieu à la suite de quelque cause pathologique, comme la suppression de l'évaporation cutanée à la suite d'un refroidissement rapide du corps, quand les fonctions physiologiques de divers organes sont altérées sous l'influence d'un travail forcé, de causes morales déprimantes, le virus qui était éliminé autrefois sera retenu, et il se développera une série de processus pathologiques qui sont propres à telle forme infectieuse ou à telle autre. L'empoisonnement des ani-maux par le curare, qui se trouve éliminé par les reins, a lieu avec des doses relativement plus petites quand les uretères ont été liés, puisque le poison se trouve ainsi retenu dans le corps. La suppression de l'évaporation cutanée dans le traitement mercuriel, ou peu après que l'on a cessé ce traitement, amène une salivation qui n'a peut-être pas été observée pendant le traitement lui-même. Cela est peut-être une des causes principales qui font apparaître le typhus pétéchial, quand cette affection règne à l'état épidémique, après des refroidissements, des troubles digestifs, les fatigues, etc.

Dans le cas actuel, nous ne pouvons découvrir aucun phénomène étiologique qui puisse expliquer la maladie, et la cause doit en être recherchée dans l'influence de l'épidémie sur le corps prédisposé à la maladie par une circonstance que nous ne connaissons pas. L'épidémie actuelle de typhus pétéchial dure déjà depuis plusieurs années, et pendant ce temps, les conditions hygiéniques du malade n'ont présenté aucune modification particulière.

CHAPITRE IV.

MARCHE DE LA MALADIE.

LÉSIONS ULTÉRIEURES DE LA PEAU. DESQUAMATION.
ALTÉRATION DES ONGLES. ERYSIPÈLE. DÉCUBITUS , ETC.
— Ainsi que nous l'avons déjà dit, le soir du cinquième
jour de la maladie, en examinant le malade, une partie
considérable de sa peau était recouverte d'exanthème.
Comme la plus grande partie de l'exanthème présentait
déjà sa transformation én pétéchies, nous supposons
qu'une partie considérable de cet exanthème s'était
montrée dans les deux ou trois premiers jours de la
maladie ; ainsi que cela est généralement le cas dans
le typhus pétéchial. Le plus grand nombre des taches
apparaît en une fois ; on voit ensuite pendant quelques
jours, généralement pendant la nuit, quelques taches
nouvelles. Chez notre malade, nous avons remarqué de
nouvelles éruptions jusqu'au sixième jour de la maladie ;
au septième jour, l'exanthème commença à pâlir ; au
huitième, toutes les taches étaient déjà transformées
en pétéchies. L'exanthème pâlit peu à peu, et au vingt-

quatrième jour de la maladie, l'état fébrile était complétement tombé, et il n'y avait presque plus de traces de cet exanthème. Malgré cela on pouvait, en examinant attentivement la peau du malade, quand il quitta l'hôpital au trente-quatrième jour de la maladie, remarquer des traces de l'exanthème sous forme d'un aspect marbré de la peau. Il est rare que l'on observe une durée aussi longue de l'exanthème : quand la fièvre tombe, il pâlit, dans la plupart des cas, d'une façon très-prononcée; quelquefois même, il disparaît avant la fin de la fièvre. Il est rare qu'il soit appréciable quand la fièvre n'existe plus.

Dans le cas actuel, on ne remarquait aucune desquamation; peut-être se montra-t-elle plus tard, après que le malade eut quitté la clinique. J'ai observé, plusieurs fois déjà, des cas d'une desquamation tardive; elle se montre quelquefois un mois après la terminaison de la fièvre; à cette époque, les cheveux tombaient en grande quantité, les ongles des doigts présentaient des sillons transversaux qui séparaient la partie supérieure de l'ongle, qui s'était accrue pendant la maladie et peu de temps après elle, de la partie inférieure qui avait poussé postérieurement. J'ai observé ces sillons transversaux pendant plusieurs mois, après la terminaison du typhus pétéchial; peu à peu ils avançaient. L'ongle qui avait été coupé se faisait remarquer par une sécheresse particulière et par sa friabilité. Je n'ai pu observer ces phénomènes aux ongles des doigts qu'après le typhus exanthématique. La desquamation de la peau se montre habituellement quand l'état fébrile a diminué et quand l'exanthème présente une pâleur plus ou

moins bien exprimée. On la remarque surtout au dos
et au ventre. La desquamation peut s'opérer dans les
endroits où l'on ne remarquait point de taches. Dans
des cas rares, j'ai observé une exfoliation, sans qu'il y
ait eu d'exanthème préalable très-manifeste qui ne se
bornait qu'à quelques taches roséoliques. Assez souvent,
la desquamation se montre encore pendant l'état fébrile.
L'époque à laquelle cette desquamation a lieu dépend,
à ce qu'il semble, essentiellement du caractère de l'épidémie. Dans les premières années de l'épidémie actuelle,
la desquamation se fit très-tard, et souvent on ne l'observait pas du tout à l'hôpital. En 1867 et en 1868, il
y eut rarement un cas sans desquamation; elle se fit
encore pendant l'état fébrile.

Quand on examine un typhique au début de la maladie, encore avant l'apparition de l'exanthème, on
observe souvent une rougeur inégale, irrégulière de la
peau, qui lui donne un aspect marbré, très-analogue à
celui que l'on remarque à la disparition de l'exanthème,
avec cette différence cependant que la rougeur primitive disparaît à la pression du doigt. Cet aspect marbré n'est cependant pas très-caractéristique, et, sous
ce rapport, il faut être très-prudent dans le diagnostic.

Au point de vue de la marche de l'exanthème, dans
le typhus pétéchial, il faut encore remarquer que l'on
cite dans les auteurs des cas où cet exanthème a disparu très-rapidement, quelques heures après son apparition ; c'est ce que je n'ai jamais eu l'occasion d'observer. Jamais non plus, je n'ai vu de pétéchies primitives
dans les cas de typhus simple, sans complication de
fièvre récurrente.

Il est extrêmement rare de rencontrer dans le typhus exanthématique d'autres affections cutanées, comme les sudamina.

Ce que l'on remarque plus souvent vers la fin ou dans le cours du typhus pétéchial, c'est un herpès labial.

Dans quelques cas, généralement à l'époque où l'on a observé de l'érysipèle dans la ville, il apparaissait, comme complication, vers la fin du second ou du troisième septénaire, pendant la convalescence, un érysipèle de la face, qui venait le plus souvent du nez ; alors, dans la plupart des cas, l'état fébrile apparaissait de nouveau.

Le décubitus se rencontre plus rarement dans le typhus exanthématique que dans la fièvre typhoïde. Cette affection apparaît, dans la plupart des cas, sur la peau du sacrum, bien que toutes les autres places exposées à la pression puisent en être atteintes : ainsi, les oreilles, les coudes, les trochanters, la peau de l'occiput, etc. Le décubitus débute par une rougeur érythémateuse, au milieu de laquelle apparaît une tache plus foncée qui se détache plus tard comme une escarre, et laisse après elle un ulcère plus ou moins lent à guérir.

Ainsi que nous l'avons dit, nous n'avons presque pas observé cette complication du typhus exanthématique. Pas une seule fois, il ne s'est développé, dans notre clinique, de gangrènes du nez, du scrotum, du pénis, qui ont été observées à cette époque dans les autres hôpitaux de Saint-Pétersbourg. Dans aucun cas ne s'est développé le noma qui affecte la cavité buccale, la langue et la face. On ne rencontra pas davantage les arthrites purulentes, les thromboses veineuses et la pyémie qui est produite dans quelques cas par le décubitus. Jamais, dans les cas de typhus pétéchial que nous avons observés, ne se sont présentés de furoncles; très-rarement on a vu le développement de pustules provenant de quelques taches roséoliques. Dans aucun cas, il ne s'est présenté de phlegmons. Pendant la convalescence, nous avons observé quelquefois une inflammation du tissu cellulaire qui recouvre la parotide; cette inflammation se termina par la suppuration, et détermina un renouvellement ou une exacerbation de l'état fébrile qui avait déjà cessé et qui avait considérablement diminué.

Quelques auteurs ont observé quelquefois, après la cessation de l'état fébrile, pendant la convalescence, de l'œdème des extrémités inférieures. Nous n'avons jamais rencontré, après le typhus pétéchial simple, ce phénomène qui se montrait souvent à nous au déclin de la fièvre récurrente.

On rencontrait souvent, dans le cours du typhus exanthématique, une coloration bleuâtre de la peau, surtout des extrémités; cette coloration se montrait, dans la plupart des cas, vers la fin du premier ou au commencement du second septénaire, quand l'état typhoïde était développé. Dans les cas les plus graves et mortels, on remarquait cette coloration bleuâtre au début de la maladie : alors, l'état typhoïde se montrait dans les premiers jours de l'affection. Chez notre malade, la coloration bleuâtre de la peau apparut au neuvième jour de la maladie, lorsque l'état typhoïde présentait son plus haut développement, et disparut le onzième jour, encore avant l'abaissement de la température. Cette coloration se remarquait surtout à la peau du nez, des doigts et aux lèvres. La température des parties colorées en bleu a semblé, quand on la touchait, être bien plus basse que celles des autres endroits. Quand l'état s'améliorait, le corps s'échauffait d'une manière uniforme. Il est à remarquer que le pouls, quand la peau prenait une teinte bleuâtre et que la chaleur se distribuait d'une manière irrégulière, au neuvième jour de la maladie, était moins facile à déprimer que les jours précédents. C'est pour cela que l'on ne peut pas attribuer seulement la coloration bleuâtre de la peau à un affaiblissement de l'activité du cœur; sans doute, la tonicité des artères périphériques a, sous ce rapport, une certaine importance.

Nous n'avons pas observé, dans le cas de typhus simple, de coloration de la peau par du pigment biliaire. L'ictère, qui s'était plus ou moins développé dans le cours du typhus pétéchial, trouvait son explication dans la complication de ce dernier processus avec la fièvre récurrente. Pendant tout le cours de la maladie, nous n'avons observé une légère sueur que pendant la nuit du cinquième au sixième jour de la maladie. Dans les cas de typhus pétéchial simple, on ne l'observe généralement pas, et nous ne l'avons le plus souvent remarquée dans les cas de typhus pétéchial que quand il était compliqué de fièvre récurrente.

Au moment où la température du corps était très-élevée, on éprouvait, en touchant le malade, la sensation d'une chaleur mordicante, qui diminuait de suite après un bain, et ne cessait complétement qu'au moment de l'abaissement de la température.

MARCHE DE LA TEMPÉRATURE. — La température du corps de notre malade ne s'est pas élevée, dans tout le cours de la maladie, au-dessus de 40°4 centigrades, ainsi que cela est généralement le cas dans le typhus exanthématique. Dans quelques cas graves, nous avons observé une température qui dépassait 41° centigrades.

Chez notre malade, on a remarqué 40°4 centigrades le soir de son entrée, encore avant le bain ; le lendemain matin, au sixième jour de la maladie, la température tomba, peut-être sous l'influence du traitement, jusqu'à 39°2 (de 1 degré 2 dixièmes), pour s'élever de nouveau, le soir, à 40°2. Vers le matin du septième jour, la température tomba de 0°6, et s'éleva, vers le soir, de 0°4. Le huitième, neuvième, dizième et onzième jour de la maladie, la température dépassa constamment 39° ; le douzième jour, elle tomba, au matin, à 38°8 ; le soir, l'exacerbation habituelle ne se montra plus ; mais il y eut un abaissement de 0°1. Cet abaissement de la température existait aussi au treizième jour, où la température du matin descendit jusqu'à 38°, pour s'élever, le soir, de 0°1. Au quatorzième jour, la température tomba à 37° centigrades.

La plupart de nos typhiques ont présenté cette marche de la température. On a observé, pendant les trois premiers jours, une calorification rapide du corps ; ensuite, dans l'espace de près d'une semaine, on a remarqué un chiffre élevé de la température avec de légères exacerbations vers le soir ; dans le plus grand nombre des cas, la température commença à baisser au onzième jour de la maladie, les exacerbations du soir disparurent souvent, et vers le quatorzième jour, le corps reprit sa température normale.

Dans des cas rares, la température s'abaissa au-dessous de la normale ; nous l'avons observé surtout quand le typhus exanthématique était compliqué de fièvre récurrente.

Quelquefois, la sensation de la chaleur mordicante disparaissait au milieu de ce refroidissement successif du corps qui durait trois jours, la peau devenait moite et transpirait plus ou moins abondamment. Dans quelques cas, la température reprenait son cours normal au huitième, au neuvième jour de la maladie, quelquefois seulement au vingtième, le plus souvent cependant au treizième, au quatorzième, au quinzième.

Nous avons quelquefois observé de légers cas de typhus pétéchial où il n'existait presque pas de fièvre, et les malades ne gardaient presque pas le lit pendant presque tout le temps de leur maladie.

MODIFICATIONS SURVENUES DANS LA MARCHE DE LA TEMPÉRATURE SOUS L'INFLUENCE DES COMPLICATIONS. — La marche habituelle de la température peut être modifiée par diverses complications : celles-ci peuvent arrêter un commencement d'abaissement de la chaleur du corps, et cette température peut s'élever de nouveau, pour un temps plus ou moins long, suivant les complications.

Ces complications varient beaucoup dans le cours

des diverses épidémies et pendant la même épidémie qui peut être manifestement modifiée par l'influence d'autres épidémies qui existent en même temps. Quand le catarrhe intestinal se trouve répandu à l'état épidémique, une grande partie des typhiques présente manifestement des symptômes très-accusés de cette affection. Quand il existe une épidémie concomitante de grippe, une partie considérable des typhiques montre un catarrhe très-prononcé du nez, du pharynx, des bronches. Une bronchite catarrhale, une pneumonie croupale apparaissent même plus ou moins souvent, suivant leur extension à d'autres sujets.

L'inflammation catarrhale des petites bronches est une des complications les plus habituelles du typhus exanthématique. Il est rare qu'un cas se passe sans cette affection ; il est rare qu'un malade ne présente pas un râle sibilant dans tout le thorax, depuis le haut jusqu'au bas. Mais l'opiniâtreté de ce catarrhe pulmonaire, son extension aux alvéoles du poumon sont surtout déterminées par l'existence concomitante ou l'absence d'une épidémie de grippe. On peut dire, en général, que la bronchite, qui manque rarement au début, peut, dans la marche ultérieure de la maladie, à la fin du second ou du troisième septénaire, se transformer en une broncho-pneumonie, et est une des causes les plus fréquentes des atélectasies locales qui se développent surtout quand l'état typhoïde est très-prononcé, quand les inspirations sont superficielles et quand l'expectoration est insuffisante.

Dans le cours de quelques mois qu'a duré l'épidémie, nous avons observé souvent la broncho pneumonie et

la pneumonie croupale qui se sont montrées en même
temps chez plusieurs typhiques, et ont ensuite disparu
pour un temps plus ou moins court. Les phénomènes
hypostatiques qui se montrent à la partie inférieure des
deux poumons, dans quelques cas de typhus exanthématique, ne doivent pas être confondus avec ces
processus.

La pneumonie se termine quelquefois, dans le cours
du typhus pétéchial, par une gangrène du poumon.
Nous n'avons cependant pas observé de cas de ce genre.
Les complications les plus fréquentes, dans les cas de
typhus exanthématique que nous avons eu à traiter,
étaient la bronchite, un catarrhe léger du pharynx, un
catarrhe gastro-intestinal, une broncho-pneumonie, et
enfin une pneumonie croupale. Les trois premières
formes s'observaient le plus souvent au début de la
maladie, et déterminaient rarement une modification
dans la marche de la température qui changeait d'une
manière très-prononcée, sous l'influence de processus
qui s'ajoutaient à la maladie dans sa marche ultérieure,
comme dans la broncho-pneumonie, la pneumonie croupale ; alors, la fièvre ne cessait pas, et pouvait même
continuer pendant plus d'un mois.

Les parotides et l'érysipèle de la face, qui se mon-
traient quelquefois, se développaient le plus souvent
après la cessation de l'état fébrile qui se montrait de
nouveau pour un temps plus ou moins court.

L'épidémie de fièvre récurrente exerçait une influence
considérable sur la marche de la fièvre dans le typhus
exanthématique. Quand elle s'était montrée, le caractère du typhus se modifiait d'une manière très-pro-

noncée, et on observait des cas de typhus que, nous,
nous regardions comme justifiés de décrire comme
mélangés, tellement ils s'éloignaient dans leur marche
des cas habituels. Nous en parlerons plus tard quand,
nous aurons analysé un cas de fièvre récurrente.

COMPLICATION DU TYPHUS PÉTÉCHIAL PAR UN CATARRHE
GASTRO-INTESTINAL. — Dans le cas actuel, de toutes les
complications que nous avons mentionnées, il n'existait
qu'un catarrhe gastro-intestinal qui, au début, s'était
exprimé par de la diarrhée et du gargouillement à la
pression dans la région iléo-cœcale. Dans le cours de
la maladie, tantôt la diarrhée cessait, tantôt elle se
montrait de nouveau. Mais après la cessation de la
fièvre, quand le malade commença à manger, il se présenta de temps en temps des vomissements que l'on
observe assez souvent au début de la maladie, et
qui, vers la fin, constituent une complication désagréable qui trouble considérablement l'amélioration du
malade.

L'appétit manqua complétement chez notre malade
jusqu'au treizième jour, et ce n'est que deux jours
après que la température s'était abaissée, avant que la
fièvre eût complétement disparu, que se fit sentir le
besoin de manger : les aliments étaient cependant mal
supportés, ainsi que nous l'avons vu, et amenaient des
vomissements qui ne disparurent complétement que le
dix-neuvième jour de la maladie. Les symptômes du
catarrhe intestinal persistèrent encore longtemps, et
ce n'est que le vingt-quatrième jour que le malade
éprouva des douleurs de ventre et du gargouillement.

Comme les symptômes du catarrhe gastro-intestinal continuaient sans qu'il y eût de fièvre, qu'ils s'étaient montrés depuis le commencement de la maladie et avant l'apparition du frisson, on ne pouvait pas douter que, dans le cas actuel, ce catarrhe ait présenté une forme idiopathique, et qu'il n'était pas un phénomène partiel nécessaire du processus typhoïde.

Nous avons déjà parlé plus haut de l'influence des épidémies de catarrhe gastro-intestinal, sur son apparition dans le cours du typhus pétéchial. Il faut encore remarquer ici que quelques auteurs ont observé le typhus exanthématique, compliqué de dyssenterie. Nous n'avons jamais vu de cas de ce genre, bien que des hémorrhagies intestinales, plus ou moins considérables, se soient montrées de temps en temps à notre clinique, dans le cours du typhus exanthématique, compliqué de fièvre récurrente.

Ecoulements sanguins. — On observe plus souvent des épistaxis qui se sont montrées chez notre malade plusieurs fois dans le courant du sixième et du septième jour ; elles n'étaient cependant accompagnées d'aucune diminution dans les autres symptômes. Dans le cours du typhus pétéchial, ces épistaxis n'ont eu de conséquence fâcheuse dans aucun de nos cas.

Altérations de la langue. Appétit. Evacuations alvines. — Pendant toute la maladie, la langue était sèche et chargée. Cet enduit de la langue ne présentait pas de mélange de sang ; ce que nous n'avons presque pas observé dans les cas de typhus pétéchial

que nous avons traités ; on le remarque plus souvent
dans le typhus abdominal.

La sécheresse de la langue persista dans le cas actuel
jusqu'au treizième jour de la maladie, et diminua quand
la température du corps commença à baisser ; l'enduit
blanchâtre s'observa encore quelques jours plus tard,
et même au dix-neuvième jour, la langue n'était pas
encore très-nette. Ce n'est que le vingt-quatrième jour,
à peu près dix jours après la cessation de la fièvre, que
l'appétit se rétablit complétement. Quand le typhus
petéchial continue sa marche sans présenter de complication bien prononcée de catarrhe gastro-intestinal,
l'appétit se rétablit très-vite dans les premiers jours de
l'abaissement de la température.

Jusqu'au vingt-quatrième jour, les selles étaient
irrégulières, tantôt il y avait de la diarrhée, tantôt de
la constipation, tantôt les selles étaient normales pendant quelques jours.

Du pouls et de la respiration. — La fréquence du
pouls variait entre 112 et 88 pulsations à la minute ;
habituellement, elle augmentait vers le soir ; ce qui
n'était pas toujours le cas. Au septième jour, on observait 96 pulsations le matin et le soir, et au dixième,
112 le matin et 100 le soir. A partir du douzième jour,
le pouls resta à 90 pulsations, quand la température
baissa, et au quatorzième, il était déjà descendu à 70,
la température étant de 37° 1.

Nous avons déjà dit plus haut que le chiffre des pulsations ne variait pas toujours d'une façon proportionnelle avec la température ; ainsi, le soir du septième

jour de la maladie, on comptait 96 pulsations, la température étant à 40°, et le matin du dixième, la température étant à 39° 3, il était à 112.

Dans toute la maladie, on n'observa pas de dicrotisme dans le pouls. Ce phénomène qui se rencontre dans beaucoup de maladies fébriles peut se montrer dans le cours du typhus pétéchial; cependant, on le remarque assez souvent dans la fièvre typhoïde, et il est très-probable qu'on doit le rattacher à une altération de la tonicité des artères périphériques.

Au premier examen fait le soir du cinquième jour, le pouls avait une force moyenne. Dans le cours ultérieur de la maladie, quand l'état typhoïde s'était développé, il pouvait être facilement déprimé. Plus tard, on observa des variations plus ou moins considérables dans la force des pulsations; en effet, dans tout le cours de la maladie, le pouls était petit et assez facilement dépressible. Aussitôt que l'état typhoïde diminuait, au onzième jour de la maladie, le pouls était facile à déprimer. Quand l'état du malade s'améliora, la force du pouls s'éleva continuellement. Dans le cas actuel, le pouls n'est pas très-affaibli, ainsi que cela se rencontre quelquefois, dans le cours du typhus exanthématique, à la fin du second ou au commencement du troisième septénaire.

Pendant le séjour du malade à la clinique, le choc du cœur ne présenta rien de remarquable. L'action du cœur resta ainsi affaiblie pendant tout le temps. Au début de la maladie, pendant les premiers jours de la fièvre qui accompagna le typhus pétéchial, la force de l'activité du cœur augmente généralement; le doigt peut difficilement déprimer le pouls. Dans le cours ultérieur de la maladie, la force du cœur s'affaiblit plus ou moins vite suivant la gravité de la maladie, suivant le développement plus ou moins rapide de l'état typhoïde. Dans quelques cas, le pouls est tellement faible, que c'est à peine si l'on peut le compter; de plus, on n'entend à peine les bruits du cœur à l'auscultation.

La respiration conserva sa fréquence jusqu'à la cessation complète de l'état fébrile. Elle oscilla entre 26 et 32 par minute; en effet, elle augmentait le plus souvent vers le soir; bien que, sous ce rapport, on trouvât encore moins de régularité que dans le pouls. Ainsi, le nombre des respirations, le matin du sixième jour, fut de 32, la température étant de 39° 3, et le soir, la température étant de 40°2. Ce nombre était de 24 au neuvième jour; le matin et le soir, elle était de 28, la température du matin étant de 39°2, celle du soir de 40° 1. Au dixième jour, il y avait 32 respirations le matin pour une température de 39°3, et le soir, 28 pour une température de 39°6. Dans la première rémission, le douzième jour, au matin, il y avait 30 respirations; — le quatorzième, ce nombre était de 18, la température n'indiquant pas de fièvre. Quand cette fréquence était augmentée, les mouvements respiratoires étaient bien plus superficiels qu'à l'état normal. J'ai souvent observé que la respiration diminuait de fréquence, malgré le chiffre élevé de la température, quand se développait l'état typhoïde. L'accroissement de fréquence des mouvements respiratoires ne peut, dans le cas actuel, trouver son explication que dans le processus fébrile; car, chez ce malade, les organes de la respiration sont restés à l'état normal pendant tout le temps de la maladie, ce que nous avons eu très-rarement l'occasion d'observer; car, au début du typhus pétéchial, on entend habituellement des râles sibilants, en avant et en arrière, de haut en bas, dans tout le thorax.

De l'urine. — Au septième jour de la maladie, il se montra dans l'urine de notre malade une légère quantité d'albumine; aussitôt apparurent aussi dans ce liquide des éléments cellulaires des canalicules des reins. Au neuvième jour, la quantité d'albumine diminua considéralement, et au dixième jour, il n'y en avait plus de traces.

Différents médecins ont observé déjà assez souvent de l'albumine dans l'urine, dans le cours du typhus exanthématique, et cela plus ou moins souvent pendant les différentes épidémies de cette affection. Dans la grande majorité des cas que nous avons traités, nous avons observé l'apparition de l'albumine dans l'urine pendant plusieurs jours; habituellement, elle se montrait vers la fin du premier septénaire, et disparaissait quand la température baissait. Dans les cas graves, mortels, l'albumine était excrétée jusqu'à la mort. Malgré cela, on rencontrait des cas très-légers de typhus avec excrétion d'albumine, et réciproquement, dans quelques cas mortels, il n'y avait pas de traces de cette substance. Dans tous les cas de typhus exanthématique, où nous avons observé de l'albumine dans l'urine, ce corps disparaissait après la cessation de l'état fébrile.

Quelques auteurs attachent une très-grande importance pronostique à la présence de l'albumine dans l'urine, dans le cours du typhus pétéchial, car ils attribuent à l'affection rénale le développement de l'état typhoïde. Je n'ai pas pu me convaincre de la justesse de cette hypothèse. Dans le cours de la fièvre récurrente, l'albumine apparaît dans l'urine plus souvent que dans le typhus pétéchial, tandis que l'état typhoïde est généralement très-peu développé dans cette maladie. Dans le cours du typhus exanthématique, l'état typhoïde se développait même jusqu'à un très-haut degré, sans que l'albuminurie apparût.

Dans le cas actuel, l'apparition de l'albumine a coïncidé avec l'accroissement de l'état typhoïde; cependant, ce dernier existait encore au dixième jour de la maladie, et, cependant, il n'y avait déjà plus d'albumine.

La cause de l'excrétion de l'albumine réside très-probablement dans une néphrite parenchymenteuse aiguë que l'on observe si souvent dans diverses maladies infectieuses aiguës. La présence d'éléments cellulaires des canalicules des reins fait supposer très-probablement, dans le cas actuel, une néphrite parenchymenteuse aiguë. Dans la plupart des cas où existe cette néphrite, qui complique l'une ou l'autre forme infectieuse, la quantité d'urée et d'acide urique qui se trouve excrétée n'est pas diminuée, mais au contraire même augmentée, bien que l'on ait observé des cas de typhus pétéchial avec diminution considérable de la quantité d'urée qui était excrétée dans la journée.

Chez ce malade, la quantité d'urée, au septième jour, était de 26 grammes; ce qui, en l'absence de toute nourriture, doit être regardée comme une forte quantité. Les jours suivants, il est regrettable que cette quantité n'ait pas été déterminée; cependant, dans la plupart de nos observations, elle resta toujours à un chiffre élevé : entre 20, 30, 40 jusqu'à 60 grammes par jour.

Nous n'avons pas une seule fois observé chez notre malade d'accidents urémiques; toutefois, nous ne pouvons pas regarder comme conséquence de l'affection rénale, et identifier avec l'infection urémique du sang, l'état typhoïde qui s'est montré comme accompagnant habituellement le typhus exanthématique. Dans les cas où, pendant l'état fébrile, il n'y avait qu'une petite quantité d'urée secrétée, l'état typhoïde n'était pas plus fortement développé que d'habitude. Dans un cas de fièvre récurrente qui était compliqué d'ictère, le malade resta sur pied, malgré l'albumine qui se trouvait dans l'urine, malgré une quantité quotidienne d'urée qui ne dépassait pas 10 grammes, et malgré une température qui, le soir, était de 40° centigrades.

Dans le cours ultérieur du typhus exanthématique, la quantité d'urée qui avait augmenté au début de la maladie diminue quand la fièvre baisse; de telle sorte que, pendant les premiers jours où la fièvre a disparu, elle peut tomber même au-dessous de la normale, bien que le malade ait pris plus ou moins de nourriture. Toutefois, cela n'est pas une règle sans exception. Il arrive assez souvent que, pendant les jours où la chaleur baisse, il y a bien plus d'urée d'excrétée que quand la fièvre est à son plus haut degré. Malheureusement, il est difficile de faire, d'une manière continue, l'examen exact de l'urine des typhiques, car ces malades la laissent souvent couler sous eux.

L'urine qui, au début, avait diminué, se trouve sécrétée en bien plus grande quantité après la cessation de la fièvre, et cette quantité dépasse souvent la normale. C'est ainsi que l'on a observé que l'urine, rendue dans la journée, variait de 2,500 à 3,000 centimètres cubes, tandis que, dans le cours de la fièvre, elle ne dépassait pas 300 à 500 centimètres cubes.

Le pigment urinaire, dont la quantité est généralement augmentée pendant l'état fébrile, diminue quand cet état a cessé; quelquefois, l'urine paraît à peine colorée.

Le poids spécifique qui augmente pendant la fièvre (1,025 à 1,035) s'abaisse considérablement quand elle a cessé; quelquefois, il tombe à 1,004.

La quantité d'acide urique, rendue journellement et qui peut atteindre 200 milligrammes pendant l'état fébrile, ne peut pas être déterminée après la cessation de la fièvre. Les chlorures qui avaient presque disparu pendant cet état augmentent rapidement quand il a disparu.

On observe rarement dans le cours du typhus pétéchial, pendant l'état fébrile, des sédiments de sels uriques dans l'urine qui n'apparaissent que rarement vers la fin de la fièvre dans les cas de typhus simple, non compliqués de fièvre récurrente. Dans la plupart des cas, la réaction de l'urine était acide.

On a très-rarement obvervé une rétention d'urine à la suite d'un état paralytique du muscle expulseur de l'urine; il était rare que l'on fût obligé de vider la vessie au moyen de la sonde. Les cas de paralysie du col de la vessie et l'écoulement consécutif continu de l'urine n'étaient pas plus fréquents.

Quant l'état typhoïde était fortement développé, les malades laissaient le plus souvent l'urine s'écouler dans le lit. Quand ils étaient très-faibles, la miction ne se faisait pas sans quelque difficulté ; souvent il n'y avait que quelques gouttes qui tombaient sur le linge du malade, ce qui donnait souvent aux typhiques l'odeur urineuse que l'on constatait chez eux. Il est probable que la décomposition plus ou moins forte de l'urine qui était restée sur le linge du malade, conduisait à l'idée d'une odeur particulière propre aux typhiques. Dans le cas actuel, je n'ai pas observé ces phénomènes.

DE LA RATE. — Au commencement de notre observation, la rate de notre malade, ainsi que nous l'avons dit, était manifestement tuméfiée ; sa matité, dans son diamètre transversal, se terminait à un travers de doigt en avant de la ligne mamillaire gauche. Par suite de l'accumulation de gaz dans le canal gastro-intestinal, nous n'avons plus pu suivre les modifications ultérieures du diamètre de la rate. Ce n'est qu'au dix-septième jour, ou quatre jours après la cessation de la fièvre, que l'on trouva que la matité de la rate était plus petite ; elle se terminait à deux travers de doigt en avant de la ligne mamillaire gauche. Au dix-neuvième jour, ou six jours après la cessation de la fièvre, le diamètre transversal de cet organe parut encore plus petit, car il se terminait à trois travers de doigt en avant de la ligne mamillaire gauche. Douze jours après la cessation de la

fièvre, au vingt-cinquième jour de la maladie, les limites
de la matité de la rate étaient normales.

Dans les cas de typhus exanthématique, où le contenu
du canal gastro-intestinal n'empêchait pas l'observation des modifications survenues dans les dimensions
de la rate, nous avons observé habituellement une augmentation de volume de cet organe pendant les premiers
jours de l'état fébrile ; quand cet état diminuait, les
dimensions de la rate devenaient bien plus petites;
cependant, elles n'atteignaient pas encore les limites
normales. Souvent les malades quittaient la clinique
avant que la rate fut revenu à son volume habituel.
Dans la plupart des cas, cependant, la rate atteint ses
dimensions normales dans le cours des deux premières
semaines de l'état afébrile.

Dans les cas de typhus compliqués de fièvre récurrente, la diminution du volume de la rate se montrait
bien plus lentement après la cessation de la fièvre, et
cette diminution avait lieu bien plus lentement dans les
cas de fièvre récurrente simple ; quand elle avait cessé,
les malades quittaient la clinique, en conservant une
tuméfaction de la rate plus faible, quand on la comparaît
à ce volume considérable qu'elle présentait à l'origine.

De la céphalalgie. — Avant l'apparition du frisson,
le malade actuel avait de violents maux de tête qui
durèrent pendant les premiers jours de la maladie, et
dont il se plaignait surtout quand il entra à la clinique.
Au sixième jour, la céphalalgie existait encore; mais au
septième, quand le malade commença à délirer pendant
le jour, quand la connaissance avait considérablement

diminuée, il cessa de se plaindre de ses maux de tête,
et ce n'est que le onzième jour, lorsque l'intelligence
lui revînt, qu'il renouvela les mêmes plaintes. Au dix-
huitième jour, ou au cinquième jour à partir de la cessation de la fièvre, le malade éprouvait encore dans la
tête une sensation désagréable qu'il décrivait comme des
bourdonnements.

La céphalalgie est, au début du typhus exanthématique, un des symptômes les plus fatigants ; c'est d'elle
que le malade se plaint le plus. Dans la plupart des cas,
cette douleur est localisée dans les tempes et à la
région frontale ; on éprouve alors une certaine pesanteur et de la chaleur dans toute la tête. Les applications
froides sur le front, ainsi que la position horizontale,
diminuent ces sensations désagréables. Vers le soir, la
céphalalgie est habituellement plus forte ; une lumière
vive, les bruits forts augmentaient les sensations morbides de la tête. Dans les premiers jours, les malades
attribuent l'insomnie à la céphalalgie. Dans le cours
ultérieur de la maladie, quand le délire apparaît,
quand les idées des malades s'embrouillent de plus en
plus, ils cessent de se plaindre des maux de tête, et
alors disparaissent en même temps les sensations désagréables qu'ils éprouvent. Quand la conscience leur
revient, ils renouvellent leurs plaintes au sujet de la
céphalalgie. Celui qui a survécu au typhus exanthématique sait combien la douleur de tête, du début de la
maladie, diffère de celle que l'on éprouve au retour de
l'intelligence. Cette douleur déchirante que l'on ressen-
tait au commencement ne revient plus ; il ne reste que
le sentiment d'une pesanteur, d'une pression sur le

front, les tempes et le vertex. Le malade éprouve la sensation d'un corps lourd qui lui comprime la tête. Dans la position horizontale, cette sensation diminue. Toute fatigue éprouvée par le malade, la parole, l'attention soutenue augmentent cette sensation de pression qui peut persister quelquefois pendant des semaines après la cessation de l'état fébrile, parce qu'elle ne se montre que quand le malade est fatigué. Plus le délire s'est développé fortement dans le cours du typhus, plus les sensations morbides que le malade éprouve dans la tête persistent. Chez les hommes peu occupés aux travaux de l'esprit, ces sensations morbides sont relativement beaucoup moins développées.

De la dureté de l'ouïe. Des bourdonnements d'oreilles. De la faiblesse de la vue. Du sommeil. Du délire. — Au quinzième jour de la maladie, deux jours après la cessation de la fièvre, le malade commença à se plaindre de dureté de l'ouïe, et, plus tard, de bourdonnements d'oreilles. Ce phénomène s'observe chez un nombre considérable de typhiques, et on ne pouvait pas toujours le rapporter à un catarrhe de la trompe d'Eustache, que l'on observe dans quelques cas, dans le cours de ce processus. Les malades se plaignent habituellement de dureté de l'ouïe après la cessation de l'état typhoïde. C'est ici que l'on a observé les phènomènes intéressants qui vont suivre : les sons forts déterminent une sensation morbide, et, de suite, ils se confondent en apparence, de telle sorte que le malade n'est pas en état de distinguer chaque son ; la parole produit l'impression d'un très-grand bruit. Plus la parole con-

tinue à se faire entendre, plus le malade éprouve fortement cette sensation de bruit, et quand il a pu, au
commencement, faire sortir de ce bruit quelques paroles
et quelques phrases, il perd complétement cette aptitude quand on continue à lui parler.

Il est très-rare que la dureté de l'ouïe ne se perde
pas complétement après le typhus pétéchial. Dans la
plupart des cas, l'ouïe revient dans les premières semaines qui suivent la cessation de la fièvre.

Quand la fièvre typhoïde est terminée, la vue est
quelquefois affaiblie.

Au début de la maladie, le sommeil de notre malade
était agité. Jusqu'au moment où le délire s'est développé, il passait les nuits presque sans dormir. Pendant
l'état typhoïde, le malade cessait de se plaindre de cette
insomnie, bien que son sommeil ne fût pas tranquille.
Au onzième jour, l'intelligence lui revînt, et il dormit
tranquillement pendant la nuit du 11 au 12, ainsi que
pendant les nuits suivantes, jusqu'au dix-neuvième jour.
Alors, il recommença à se plaindre de son insomnie, et
ces plaintes persistèrent jusqu'au vingt-septième jour.

On observe le même phénomène chez la plupart des
typhiques, jusqu'au développement de l'état typhoïde.
Jusqu'au moment où ils perdent connaissance, les malades se plaignent toujours de leur insomnie ; quand
l'état typhoïde est complétement développé, ces plaintes
cessent. Dans les premiers jours qui suivent la cessation du délire, après le retour de l'intelligence, les
malades dorment bien dans la plupart des cas. Mais
bientôt, sans cause connue, au milieu d'une amélioration générale de la santé, se renouvelle cette insomnie

si fatigante pour le malade et qui trouble quelquefois sa convalescence.

Le délire s'est montré, pour la première fois, chez notre malade, dans la nuit du cinquième au sixième jour ; au septième, il délira aussi dans la journée. Au neuvième, le délire était continu ; ce n'est qu'avec peine que le malade revenait à lui quand on l'appelait plusieurs fois à haute voix. Au dixième jour, le délire continuait ; au onzième, l'intelligence revînt et le délire disparut. C'est au neuvième et au dixième jour qu'existait la plus grande stupeur.

Dans la plupart des cas, le délire se terminait par un sommeil tranquille qui durait plusieurs heures, après lequel le malade revenait à lui.

De l'état typhoïde. — A mesure que l'intelligence disparaissait et que le délire augmentait, les plaintes du malade diminuaient de plus en plus. Quand on l'interrogeait, il exprimait de plus en plus, par ses réponses, la satisfaction qu'il éprouvait de sa position. En même temps, la force musculaire diminuait ; quand on examinait le malade, il fallait le soutenir. Quand le délire augmenta au huitième jour, on remarqua un tremblement convulsif de la langue quand il la tirait. Ces contractions involontaires des muscles de la langue persistèrent encore pendant plusieurs jours après la cessation de la fièvre : ainsi, la langue tremblait encore au seizième jour quand on la tirait.

Au dixième jour se montrèrent des soubresauts des tendons qui disparurent déjà au onzième jour, au retour de l'intelligence.

Le délire, la perte de connaissance, la faiblesse musculaire, les contractions involontaires des muscles, tous ces symptômes de l'état typhoïde se montrèrent, dans la plupart des cas de typhus exanthématique que nous avons observés, vers la fin du second septénaire, et cessèrent vers le quatorzième jour. Dans les cas graves qui se terminèrent par la mort, ces symptômes typhoïdes persistaient, et les malades mouraient sans reprendre connaissance.

La complication d'une pneumonie croupale ou catarrhale exerçait une grande influence sur la persistance de l'état typhoïde.

Dans la plupart des cas, l'état typhoïde diminuait avec l'abaissement de la chaleur du corps. Malgré cela on rencontre encore assez souvent, au commencement du second septénaire, quand la température s'est abaissée de façon à ne pas dépasser 38° centigrades, un état typhoïde très-développé. Une fois, j'ai observé la persistance de cet état même après la fin de la fièvre.

Nous avons déjà dit plus haut que cet état typhoïde ne devait pas être regardé comme le résultat de l'action d'une haute température du corps sur le système nerveux.

L'état typhoïde manque rarement dans le typhus exanthématique simple; cependant, quand cette forme est compliquée de fièvre récurrente, cet état est très-peu développé; de telle sorte que le malade peut traverser toute la maladie sans délirer un seul jour.

Le délire, la perte de connaissance, la faiblesse musculaire, les soubresauts des tendons sont des phénomènes si constants et si manifestes des cas simples de typhus exanthématique que, pendant un certain temps, cette forme morbide a été connue sous le nom de typhus cérébral.

Des altérations du système nerveux, après la cessation du typhus pétéchial. — Quand le typhus exanthématique a cessé, il reste souvent, pendant un temps plus ou moins long, des troubles prononcés dans l'activité cérébrale. Ce qui est surtout manifeste, c'est l'affaiblissement de la mémoire qui ne reprend son état primitif qu'au bout de quelques mois. La puissance de la réflexion est même affaiblie pendant un certain temps. Quelquefois, le malade se trouve encore pendant la convalescence, quand la fièvre a cessé, sous l'impression d'idées qui s'étaient formées pendant le délire, et que, pendant un certain temps, il n'est pas en état de distinguer de la réalité. On a signalé, après le typhus pétéchial, des cas de démence ; je n'ai pas eu l'occasion d'en observer. J'ai vu plusieurs fois, vers la fin du processus typhoïde, des paralysies hémiplégiques, plus rarement des paralysies des deux extrémités. Quelques cas se sont terminés rapidement par la mort, et à l'autopsie, on trouva des épanchements sanguins dans le parenchyme cérébral et dans les enveloppes du cerveau. Dans des cas plus favorables, les paralysies persistaient, et la marche ultérieure de la maladie correspondait à un processus cérébral circonscrit.

Chez notre malade, il resta peu d'altérations du système nerveux après la disparition de l'état typhoïde. La céphalalgie, les bourdonnements dans la tête, l'insomnie sont les symptômes les plus importants qui ont agité le malade après la cessation de la fièvre. Nous avons déjà dit que chez les gens qui ne s'étaient pas fatigués par un travail intellectuel forcé, les suites du typhus exanthématique, dans le système nerveux, étaient bien moins considérables et disparaissaient relativement plus vite.

VARIATIONS DU POIDS DU CORPS. — A partir du vingt-cinquième jour de la maladie, le patient se trouva tout à fait bien, ses forces augmentaient tous les jours, tous ses organes fonctionnaient normalement.

Pendant qu'il séjourna à la clinique, le poids de son corps présenta les variations suivantes :

5me jour de la maladie,		53,000	grammes.
6me	—	52,700	—
7me	—	pas de pesée.	
8me	—	51,990	grammes.
9me	—	50,500	—
10me	—	50,300	—
11me	—	50,500	—
12me	—	48,700	—
13me	—	48,250	—
14me	—	47,000	—
15me	—	pas de pesée.	
16me	—	—	
17me	—	47,070	grammes.
18me	—	46,400	—
19me	—	46,850	—
20me	—	46,920	—
21me	—	46,650	—
22me	—	46,500	—
23me	—	47,100	—
24me	—	47,500	—
25me	—	47,530	—
26me	—	48,000	—
27me	—	48,600	—
28me	—	48,820	—
29me	—	49,000	—
30me	—	48,900	—
31me	—	49,050	—
32me	—	49,220	—
33me	—	pas de pesée.	

On voit par ce tableau que le malade avait au cinquième jour de la maladie un poids de 53,000 grammes; au onzième jour, ce poids était de 50,500 ; il avait donc perdu en sept jours 2,500 grammes, ce qui faisait une perte quotidienne de 357 grammes. Dans le cours de ce septième jour, on observa le plus haut chiffre de la température. A partir du douzième jour, quand la température commença à baisser, jusqu'au quatorzième inclusivement où elle atteignit son chiffre normal, le poids du corps tomba à 47,000 grammes, ce qui faisait dans ces trois jours une perte de poids de 3,500 grammes ou 1,166 grammes par jour. En comparant la perte de poids pendant que la température présentait un chiffre élevé, avec celle que l'on a trouvée tous les jours quand la chaleur du corps s'abaissait, nous voyons que, dans ce dernier cas, la perte quotidienne du poids dépassait de 809 grammes celle qui se présentait au plus fort de la fièvre. Quand la chaleur était élevée, le poids tomba de 53,000 grammes, au septième jour, à 50,500 grammes; la perte de poids était donc tous les jours de 357 grammes, et correspondait ainsi à 0,67 0/0 du poids primitif. Quand la chaleur s'abaissa, le poids qui, à partir du douzième jour jusqu'au quatorzième, était tombé de 50,500 grammes à 47,000, présente une perte quotidienne de 1,166 grammes ou 2,3 0/0. Ainsi, la perte quotidienne du poids au fort de la fièvre était 3,26 fois plus petite que quand le corps perdait de sa chaleur.

A partir du septième jour, l'état typhoïde augmenta continuellement; au neuvième et au dixième jour, il atteignit son maximun. Il est à remarquer que la perte de poids était ici assez modérée. Du neuvième au dixième jour, le malade ne perdit que 200 grammes. Du huitième au neuvième, la perte avait été de 1,490 grammes; ce qui indique une perte considérable, quand on pense qu'il n'y avait pas de diarrhée, et qu'il n'y avait eu que 550 centimètres cubes d'urine rendue. Des variations aussi considérables s'observent très-rarement quand la température fébrile est élevée, et, dans le cas actuel, on doit en chercher l'explication dans une diminution considérable dans l'ingestion des liquides, ainsi que cela peut être le cas quand l'intelli-gence baisse. Du dixième au onzième jour de la maladie, le poids du corps augmenta de 200 grammes, malgré la haute température, et il est à remarquer que le on-zième jour, le malade reprit sa connaissance. Bien que la fièvre ait complétement cessé au quatorzième jour, le malade perdit encore de son poids jusqu'au vingt-deuxième. Au quatorzième jour, ce poids était de 47,000 grammes; au vingt-deuxième, de 46,500 grammes; en huit jours, il tomba donc de 500 grammes, ce qui fait une perte de 62,5 par jour. A partir du vingt-troisième jour jusqu'au trente-troisième, le poids augmenta. De 47,100 grammes qu'il était au vingt-troisième jour, il s'éleva jusqu'à 49,220 au trente-deuxième jour; il aug-menta donc en huit jours de 2,120 grammes, ce qui fait une augmentation quotidienne en poids de 212 grammes. Le malade n'atteignit cependant pas son poids primitif de 53,000 grammes, il lui manquait encore 3,780 grammes.

La plupart des cas de typhus que nous avons obser-vés, quand ils n'étaient pas compliqués de diarrhée, présentaient la plus grande perte de poids au moment où la chaleur du corps commençait à baisser et dans

les premiers jours qui suivaient le retour de la chaleur
normale. Dans le cours ultérieur de la convalescence, le
poids augmentait bien plus rapidement que dans le cas
actuel. Très-souvent les malades quittaient la clinique
présentant un poids qui dépassait un peu le poids primitif. L'augmentation lente de poids s'explique, dans le
cas actuel, très-probablement par un catarrhe gastro-
intestinal qui empêchait la compensation habituellement
rapide de la perte produite sous l'influence du processus
fébrile.

PÉRIODES DIVERSES DU TYPHUS EXANTHÉMATIQUE. —
Après avoir observé, dans le cas actuel, la marche de
l'affection et les divers symptômes qu'elle présente dans
les différents organes, nous pouvons partager toute la
maladie en plusieurs périodes.

A partir du 16, le malade ne se sentait pas très-bien.
Le 17, il eut un frisson, et toutes les sensations morbides
augmentèrent. A cette époque, l'exanthème apparut et
la rate se tuméfia. A partir du dix-septième jour de la
maladie s'accrut l'état typhoïde qui changea, d'une
façon très-prononcée, toute la forme morbide : plus de
plaintes, perte de la connaissance, délire, grande faiblesse. Au onzième jour, le malade revient à lui, les
phénomènes de l'état typhoïde disparaissent, la chaleur du corps s'abaisse à partir du quatorzième jour. A
ce moment commence le mieux, qui continue jusqu'au
vingt-cinquième jour de la maladie; c'est alors qu'il
n'existe plus aucun symptôme pathologique.

Une telle marche de la maladie n'a plus rien d'accidentelle en elle. Le plus grand nombre des typhiques

montre d'une façon plus ou moins prononcée des altérations de ce genre dans le cours des phénomènes pathologiques, et c'est ce qui a déterminé à distinguer dans la marche du typhus exanthématique plusieurs périodes qui ne sont naturellement pas manifestement exprimée dans chaque cas. Cependant, il faut les admettre au point de vue de leur importance, parce que cela facilite l'étude de cette forme pathologique. Ces périodes sont : première période des symptômes prodromaux qui se termine par l'apparition du frisson, donc avec le commencement de l'état fébrile. Dans le typhus exanthématique, elle peut quelquefois manquer, comme nous l'avons dit; mais quand elle existe, elle ne dure qu'un temps très-court. La seconde période, pendant laquelle l'exanthème se montre, l'état fébrile se développe, la rate se tuméfie, la céphalalgie et l'insomnie augmentent, est nommée période de l'excitation nerveuse. Quand elle est passée, commencent à se développer successivement les symptômes de l'état typhoïde, dont la durée constitue la période typhoïde de la maladie. Elle est suivie de l'abaissement de la chaleur du corps, les symptômes de l'état typhoïde disparaissent, tous les phénomènes morbides s'améliorent. C'est la période de rémission qui, de son côté, passe à la période de la convalescence.

Quelques auteurs admettent encore une période d'incubation, pendant laquelle on n'observe encore aucun phénomène pathologique, bien que l'infection ait déjà eu lieu. Cette période morbide s'observe très-rarement, et l'on pourrait, jusqu'à un certain point, douter de son existence même, en admettant que, pendant une épi-

démie de typhus exanthématique, une partie considérable de la population est plus ou moins infectée par le
virus typhique ; que ce virus, lorsque tous les organes
ont une activité normale, est ou bien détruit dans le
corps, ou qu'il en est éliminé sans déterminer de
symptômes d'empoisonnement. Quelques observateurs
supposent que l'état latent de la maladie, à partir du
moment de l'intoxication d'un sujet, peut durer de
quelques minutes à six mois. La plupart des auteurs
accordent à cette période de quatre à quinze jours. La
détermination du temps est très-arbitraire. Il est difficile de démontrer que des individus qui tombent malades quelques minutes après avoir été en contact avec
un typhique, n'ont pas déjà été infectés auparavant par
le même virus. De même, il est très-difficile de prouver
que ceux qui tombent malades après avoir touché des
typhiques, six mois auparavant, n'ont pas été pendant ce temps exposés à de nouvelles infections. Dans
une forme morbide du genre du typhus exanthématique, où il n'existe aucune observation d'inoculation
du virus, il est à peine possible de déterminer le temps
pendant lequel a lieu l'état latent de la maladie, surtout
quand il existe une épidémie.

Pour baser ce que nous avons dit, nous regardons
comme très-utile de distinguer dans le cours du typhus
les périodes suivantes : la période prodromale, la période de l'excitation nerveuse, la période de l'état
typhoïde, la période de la rémission, et enfin, la période
de la convalescence.

Ce n'est sans doute pas dans chaque cas que sont
manifestement exprimées les limites de ces diverses

périodes morbides. Quelquefois, la période prodromale
manque, ainsi que nous l'avons déjà dit, et la maladie
débute immédiatement par un frisson et un rapide développement de la fièvre. Dans d'autres cas, la période
de l'excitation n'existe presque pas, et l'état typhoïde se
développe déjà dans les premiers jours de la maladie.
Cet état cesse quelquefois très-vite, et la période de la
convalescence se montre sans qu'apparaisse la période
intermédiaire de la rémission. Néanmoins, ces diverses
périodes sont assez bien prononcées chez une partie
considérable de typhiques.

Les symptômes que nous avons décrits présentent,
dans le cours du typhus exanthématique, de grandes
variétés, tant au point de vue de leur développement
qu'à celui de leur durée. Pour baser ces différences, on
a divisé les cas de typhus en graves et en légers. Chez
l'un, tous les phénomènes morbides sont très-manifestement exprimés ; la chaleur a atteint le plus haut chiffre,
l'état typhoïde est arrivé au plus haut degré de développement, les forces du malades sont considérablement
affaiblies, l'affaiblissement de l'activité du cœur atteint
les limites les plus extrêmes ; la période qui correspond à l'abaissement de la chaleur se montre tard, vers
la fin du troisième, du quatrième septénaire ; la convalescence se fait lentement. De cette manière, le typhus
exanthématique marche sans présenter de complication
grave particulière. Dans d'autres cas, l'état fébrile se
termine vers la fin du premier septénaire ; pendant tout
le temps, la température du corps ne présente pas un
chiffre très-élevé, l'état typhoïde n'est que peu développé, les forces du malade se conservent relativement

assez bien, la convalescence a lieu rapidement, et à la
fin du second septénaire, le malade se trouve très-bien
portant. Cette forme légère du typhus exanthématique
s'observe plus ou moins souvent dans le cours des
diverses épidémies du typhus, et, au point de vue pratique, peut se distinguer de la forme grave. Il est difficile de décider quelle est la cause de cette légèreté de
l'affection, cette rapidité dans la marche de la maladie,
ou s'il faut chercher la cause de cette légèreté dans
l'individualité du sujet, ou dans la différence de quantité du virus typhique qui arrive dans l'organisme et
qui y est retenu, ou enfin dans la particularité de l'épidémie de typhus. Cette dernière hypothèse est d'autant
plus vraisemblable que, dans le cours de quelques épidémies, ces formes légères sont très-fréquentes ; tandis
que, dans le cours d'autres épidémies, on ne les rencontre presque pas. Il est plus juste de décrire cette
forme légère comme une forme abortive du typhus
exanthématique ; cependant, on ne doit pas la confondre
avec le typhus levissimus de Hildebrand, affection qui
a été observée pendant l'épidémie de typhus exanthématique, dont la marche avait lieu sous forme d'un état
fébrile plus ou moins développé, sans exanthème, et
qui se terminait habituellement par la guérison. Nous pen-
sons que, dans cette dernière forme, ont pu se présenter
quelques cas de fièvre récurrente sans intermission, ou
des cas abortifs de typhus abdominal. On peut peut-
être expliquer de cette manière les troubles légers qui
se sont présentés sous forme de catarrhe gastro-intestinal, de céphalalgie, de sommeil agité, et que l'on
observait dans le cours d'une épidémie de typhus chez

des sujets qui se trouvaient souvent en contact avec des
typhiques. Les affections légères ont été rapportées à
l'intoxication à petite dose du virus typhique (typhisation à petite dose, Jacquot). De notre côté, nous n'avons
rencontré ni le typhus levissimus de Hildebrand, ni la
typhisation à petite dose de Jacquot, peut-être parce
que nous n'avons pas observé d'épidémies aussi fortes
que ces auteurs.

CHAPITRE V.

PRONOSTIC.

Pour décider exactement jusqu'où la vie de notre malade a été en danger, nous devons tout d'abord déterminer la gravité de cette forme morbide, et considérer ensuite l'état du malade en question.

D'après le nombre des cas de mort, le typhus exanthématique doit être compté parmi les affections très-graves. Les observations faites pendant plusieurs années sur un grand nombre de malades, en Angleterre et en Ecosse, ont conduit à cette conclusion qu'il mourait 1 typhique sur 5 ; cette maladie montre donc une mortalité de 20 0/0. Cependant, lorsque nous considérons les descriptions de différentes épidémies de typhus exanthématique, nous pouvons nous convaincre que cette mortalité peut devenir très-grande, ce qui est le cas en temps de guerre, pendant le siége des villes. Pendant le siége de Dantzig, un tiers de la garnison et un quart de la population moururent de typhus pétéchial. Pendant le siége de Torgau, sur 25,000 soldats français, il mourut 13,448 hommes, — donc plus de la moitié. De 1813 à 1814, 25,000 hommes sur 60,000 étaient atteints de cette maladie à Mayence. Pendant la guerre de Crimée, la moitié des typhiques mourut dans l'armée française. Sur 12,000 typhiques qui se trouvaient pendant les premiers mois de l'année 1856 à Constantinople et en Crimée, 6,000 moururent, — juste la moitié. Les pertes produites dans notre armée par le typhus exanthématique ne furent pas moins grandes. Sans doute, la mortalité de ce typhus varie pendant les différentes épidémies, et, dans le cours de la même épidémie, à différentes époques, de même qu'à la même époque, selon les diverses conditions hygiéniques.

Les observations qui ont été faites par les médecins anglais sur un grand nombre de typhiques, pendant une seule épidémie, ont démontré que la mortalité était plus grande au début que dans le cours ultérieur de cette épidémie; alors, la diminution de la mortalité pour cent suivait peu à peu le décours de la maladie. On observait ici, pour les différents mois, des variations de 23,04 à 8,09 0/0 dans la mortalité. Moins l'épidémie était étendue, moins était grande la proportion pour cent de la mortalité. Ainsi, en 1851, il n'y avait à l'hôpital des fiévreux de Londres que 68 cas de typhus exanthématique, la mortalité fut de 8,82 0/0 ; tandis qu'à Edimbourg, en 1847, dans le cours d'une forte épidémie, la mortalité fut de 25 0/0. Cependant, cela n'a pas toujours été observé, et de 1858 à 1860 (dans l'espace de trois années), la proportion pour cent de la mortalité, à l'hôpital des fiévreux de Londres, fut de 45,8, bien que le nombre des malades fut très-petit.

Les époques de l'année modifient peu le chiffre de la mortalité.

La mortalité est moindre chez les femmes que chez les hommes.

L'âge avancé, les maladies antérieures, les mauvaises conditions hygiéniques augmentent le rapport de la mortalité.

L'encombrement des hôpitaux par des typhiques est une des causes les plus importantes de l'augmentation de la mortalité. La grande mortalité pendant la guerre, surtout dans les villes assiégées, est très-probablement due à l'accumulation d'un nombre considérable de malades dans les hôpitaux.

Dans les différents hôpitaux de Saint-Pétersbourg, le rapport de la mortalité variait pour la même époque de l'épidémie : les grands hôpitaux, encombrés de malades, présentaient généralement un chiffre plus grand de la mortalité.

A ma clinique, où les salles de malades sont très-vastes, la mortalité du typhus exanthématique était relativement faible et variait suivant les différentes années, ainsi qu'on peut le voir par le tableau suivant :

			ENTRÉES.	MORTS.	POUR CENT.
De septembre 1861 à mai 1862			2	»	»
—	1862	— 1863	1	1	100
—	1863	— 1864	10	»	»
—	1864	— 1865	11	1	9
—	1865	— 1866	8	1	12.5
—	1866	— 1867	8	1	12.5
—	1867	— 1868	21	5	23.8
			61	9	14.7

Ainsi, la somme de la mortalité donna 14,7 0/0. Si l'on compare la mortalité pendant les différentes années, on voit qu'elle varie de 0 à 100 0/0. Sans doute, on ne peut pas tirer de conclusion du petit nombre de typhiques que nous avons eus dans les premières années, en tirer aucune donnée statistique.

Parmi les cas de typhus pétéchial que nous avons mentionnés, il se trouve les complications les plus diverses de cette forme morbide, ainsi que des cas de typhus exanthématique compliqués de typhus récurrent.

Ces derniers, ainsi que nous l'avons déjà dit, avaient une marche bien plus favorable, ce qui diminuait considérablement la mortalité du typhus pétéchial. Si nous excluons ces formes compliquées de la somme des cas de typhus exanthématique, il reste 37 cas, sur lesquels il y eut 7 morts, ce qui fait une mortalité de 18,9 0/0. Le typhus exanthématique était compliqué de fièvre récurrente dans 24 cas, il en mourut 2 (ce qui fait 8,3 0/0).

Ce qui a une grande influence sur la mortalité, c'est l'époque de l'entrée du malade, qui s'était trouvé dans de mauvaises conditions hygiéniques, dans un hôpital bien organisé. Plus le malade est admis tôt à l'hôpital, plus on peut compter sur sa guérison. En 1836, il mourut, à Philadelphie, pendant l'épidémie, 14,2 0/0 des malades qui était entrés à l'hôpital au début de la maladie, et 33,3 0/0 de ceux qui y entrèrent à des époques postérieures. Mateer conclut d'une observation de dix-sept ans, faite à l'hôpital des fiévreux de Belfast, que, sur 1,625 malades entrés au deuxième ou au troisième jour de la maladie, 54 ou 3,25 0/0 moururent,

— sur 5,921 typhiques entrés dans le premier septénaire, il en mourut 267 ou 4,5 0/0, et sur 3,667 cas,
qui furent admis dans le second septénaire, il en
mourut 397 ou 10,8 0/0.

Une partie considérable des typhiques meurt à la
fin du second ou au commencement du troisième septénaire. Quelques complications déterminent une grande
augmentation de la mortalité. Les différentes formes de
pneumonie, avec leurs terminaisons diverses, sont les
causes les plus fréquentes de la mort dans le typhus
exanthématique. Il est bien plus rare que la mort arrive
sous l'influence du processus primitif, se montrant dans
les premiers jours de la maladie. Néanmoins, on a
observé des cas où le typhus présente une marche très-
rapide, qui se sont terminés par la mort, déjà dans les
deux ou trois premiers jours ; cependant, cela est extrè-
mement rare.

L'influence des différentes complications sur l'issue
fatale du typhus exanthématique étant une fois admise,
cela explique les variations considérables qui ont lieu
dans la mortalité que l'on observe dans le cours d'une
seule et même épidémie, au milieu de conditions hygiéniques analogues, car ces complications peuvent, ainsi
que nous l'avons dit, varier suivant les différentes
époques. Comme dans le cours du typhus exanthématique, le cœur présente les phénomènes d'une dégénérescence graisseuse aiguë qui s'exprime pendant la vie
par un affaiblissement de l'activité cardiaque ; des complications de ce genre, de même que la pneumonie,
peuvent être très-dangereuses. En effet, les troubles
qui se montrent dans la petite circulation, et qui se

développent sous l'influence du processus pneumonique, ne sont qu'incomplétement compensés par le cœur qui se trouve ainsi affaibli.

Généralement, la mort arrive dans le typhus pétéchial à la suite d'une paralysie du cœur ou sous l'influence de l'état typhoïde qui vient à s'accroître et peut aller jusqu'au coma: c'est au milieu de ces phénomènes que les malades peuvent ainsi mourir.

Notre malade n'est âgé que de trente ans; avant sa maladie, il était dans de bonnes conditions hygiéniques. Au cinquième jour de la maladie, il entra dans un hôpital très-bon au point de vue hygiénique. Les organes respiratoires ne présentaient aucune altération pathologique, la complication du côté des organes digestifs ne pouvait pas être regardée comme très-grave, l'activité du cœur ne présentait pas le plus haut degré d'affaiblissement, la chaleur du corps ne dépassa pas 41° centigrades, les forces ont été assez bien conservées depuis les premiers jours jusqu'au développement de l'état typhoïde; tout cela nous justifiait de supposer chez notre malade une heureuse issue. En admettant le chiffre 20 comme proportion pour 100 de la mortalité dans une épidémie commune, il y avait chez ce malade 80 probabilités sur 100 que l'issue serait favorable. Il ne faut cependant pas oublier que l'état typhoïde pouvait tellement augmenter qu'il aurait pu amener la mort; que, dans le cours ultérieur de la maladie, l'activité cardiaque pouvait s'affaiblir de façon à ce que l'organe fut complétement incapable de travailler; enfin, vers la fin du second septénaire, il pouvait se développer des complications qui auraient pu être funestes au malade.

Ainsi donc, jusqu'au moment de la convalescence, nous ne pouvons pas dire qu'un typhique soit hors de danger. Si nous étions en état de distinguer déjà dans les premières semaines de la maladie un typhus grave d'un typhus léger ou abortif, sans doute notre pronostic, en déterminant cette dernière forme, serait bien plus favorable. Cependant, dans la période morbide, dans laquelle le malade a été traité chez nous (vers la fin du stade de l'excitation nerveuse), il était impossible de décider s'il se développerait une forme légère ou une forme typhique grave ; cela ne se reconnaît proprement qu'après la cessation de l'état typhoïde.

CHAPITRE VI.

PHÉNOMÈNES ANATOMO-PATHOLOGIQUES DU TYPHUS
EXANTHÉMATIQUE.

Bien que notre malade se soit tiré heureusement de
son affection, nous devons cependant, pour être com-
plets, dire quelque chose de l'anatomie pathologique
du typhus exanthématique.

Les lésions qui se sont montrées dans le corps pendant la maladie, prises isolément, n'ont rien de caractéristique pour le typhus exanthématique. Dans quelques
cas, même après un examen approfondi de tous
les organes, il est impossible à l'anatomo-pathologiste
d'établir le diagnostic de la maladie sans connaître
préalablement sa marche clinique.

Un des phénomènes anatomo-pathologiques les plus
habituels que l'on rencontre dans le typhus, est la
tuméfaction de la rate qui semble habituellement être
plus molle et en même temps plus friable qu'à l'état
normal; quelquefois même sa consistance est pulpeuse :
sa coupe paraît d'une coloration plus foncée. Nous avons

déjà dit plus haut que l'on avait remarqué une hyperplasie de la pulpe splénique et une hyperémie plus ou
moins considérable de cet organe. La tuméfaction de la
rate est manifestement très-variée ; quelques observateurs n'ont pas trouvé dans tous les cas d'augmentation
de volume. La diminution de consistance du parenchyme
splénique varie de la même façon. Ce n'est qu'exceptionnellement que l'on a observé une augmentation de
consistance de cet organe avec une modification légère
et concomitante du volume. On a parlé aussi d'infarctus
hémorrhagiques dans le parenchyme de la rate, ainsi
que d'une hyperplasie plus ou moins fortement développée des corpuscules de Malpighi, qui présentent
quelquefois des foyers plus ou moins grands (atteignant
le volume d'une noix), et qui sont produits par la réu-
nion de beaucoup de corpuscules de Malpighi, atteints
d'hyperplasie. Les infarctus hémorrhagiques, ainsi que
les foyers que nous venons de mentionner, se rencontrent assez souvent dans le typhus récurrent, et il est
très-probable que les cas de typhus exanthématique
qui offraient ces phénomènes dans la rate étaient compliqués de fièvre récurrente, qui accompagne quelquefois les épidémies de typhus pétéchial. C'est à cette
complication qu'il faut ramener, avec une grande probabilité, les lésions du foie que quelques auteurs ont
décrites dans quelques cas de typhus pétéchial. Dans
les cas simples non compliqués de cette affection, le
foie ne présente habituellement aucune altération.

On rencontre assez constamment dans le typhus les
symptômes d'une inflammation aiguë plus ou moins
prononcée du parenchyme rénal.

Le cœur présente assez souvent dans le typhus les symptômes d'une dégénérescence graisseuse aiguë. Cette dégénérescence s'observe aussi dans quelques muscles volontaires du tronc qui présentent en outre, quelquefois, des épanchements sanguins. .

La muqueuse de l'estomac et des intestins peut quelquefois présenter les symptômes d'un catarrhe ; les plaques de Peyer et les glandes solitaires ne présentent habituellement pas d'altérations. Bien que, quelquefois, on y ait observé une légère tuméfaction, elle différait cependant beaucoup de l'infiltration médullaire de ces glandes qui existe dans le typhus abdominal. On peut voir dans beaucoup d'autres affections fébriles une tuméfaction des plaques de Peyer et des glandes solitaires, aussi légère que celle que l'on rencontre dans le typhus pétéchial. On n'a jamais rencontré dans le typhus pétéchial simple les ulcères qui se développent dans le typhus abdominal sur les plaques de Peyer et sur les glandes solitaires qui présentent une infiltration médullaire. Les cas rares de typhus exanthématique, dans lesquels on observait dans le canal intestinal les symptômes qui correspondaient à ceux que l'on trouve dans la fièvre typhoïde, s'éloignaient aussi dans leur marche clinique des cas habituels de typhus, et pouvaient sans contrainte être rangés parmi les cas de typhus exanthématique compliqués de fièvre typhoïde.

A l'autopsie des individus morts de typhus, on rencontrait relativement plus souvent le catarrhe bronchique que le catarrhe gastro-intestinal. Les pneumonies catarrhales et les pneumonies croupales étaient assez rares, et on trouvait presque constamment des inflammations hypostatiques des poumons.

Les processus ulcéreux du larynx y sont plus rares que dans la fièvre typhoïde.

On rencontrait des ecchymoses des muqueuses et des séreuses plus rarement dans le typhus exanthématique que dans la fièvre récurrente, et il serait possible que ces symptômes fussent surtout propres aux cas compliqués.

Les méninges sont généralement injectées et œdématiées. On observait quelquefois des épanchements sanguins, plus ou moins considérables, hors des vaisseaux méningés, aux endroits qui répondaient à la convexité du cerveau (pachyméningite, d'après Kremiansky). Il est probable que cela se rencontrait plus souvent dans les cas de typhus exanthématique compliqués de fièvre récurrente que dans les cas simples.

Quand le malade meurt après que les pétéchies secondaires se sont développées, la peau paraît couverte de taches que l'on ne remarque pas quand la mort arrive dans la période où la roséole ne présente pas encore la transformation en pétéchies.

La rigidité cadavérique ne dure généralement pas aussi longtemps, la putréfaction se montre plus vite que dans les autres maladies, le sang contenu dans les vaisseaux est plus fluide que dans l'état habituel.

CHAPITRE VII.

CONCLUSIONS GÉNÉRALES.

Quand on compare les symptômes que l'on a observés
pendant la vie avec les résultats que l'on rencontre
après la mort, on arrive à cette conclusion que l'affection cutanée, celles des différentes muqueuses, l'hyperplasie aiguë de la rate, la néphrite parenchymenteuse,
la dégénérescence graisseuse aiguë de différents muscles
et surtout du cœur, l'état fébrile concomitant avec
rétention de produits qui entravent la nutrition et les
fonctions du système nerveux, et de différents autres
organes, sont les symptômes les plus essentiels d'une
forme morbide typhoïde qui se développe sous l'influence d'un virus spécifique.

Nous verrons plus tard que chacune des formes
typhoïdes représente, à un degré plus ou moins élevé,
une affection de tous les organes que nous avons dési-
gnés, en même temps qu'elle montre dans chacune de
ces affections certaines particularités qui, cependant, au
fond se distinguent, plus les unes des autres, par la

quantité que par la qualité. Il a déjà été question plus haut, relativement au typhus pétéchial, de ces particularités, de la manière dont elles s'expriment dans l'affection cutanée, dans le développement et dans la cessation de l'état fébrile, dans la tendance au développement de l'état typhoïde. Les particularités de l'étiologie, du pronostic et de l'anatomie pathologique se présenteront d'une manière encore plus manifeste quand nous aurons considéré plus tard les autres formes typhiques.

Pour ce qui regarde notre malade, nous pouvions dire avec certitude, le jour de son entrée, qu'il présentait tous les phénomènes du typhus pétéchial dans le stade de l'excitation nerveuse. Un léger catarrhe du pharynx et du canal gastro-intestinal était la complication de ce processus.

La marche ultérieure de la maladie qui correspondait complétement à ce typhus exanthématique confirma notre hypothèse. La complication du catarrhe gastro-intestinal que l'on observe assez souvent dans le cours du typhus pétéchial pouvait rendre le diagnostic difficile, parce que l'on pouvait penser à une complication de fièvre typhoïde qui, ainsi que nous le verrons plus tard, peut se rencontrer sur le même sujet en même temps que le typhus pétéchial. Toutefois, le développement, la marche et la terminaison de la fièvre, qui correspondaient complétement au typhus exanthématique, parlaient contre une complication de typhus abdominale ; d'un autre côté, un catarrhe gastro-intestinal n'est pas un phénomène rare dans le typhus pétéchial.

Bien que, dans ce cas, le diagnostic n'ait pas été confirmé par un examen anatomo-pathologique, il est aussi positif que s'il avait été confirmé par une autopsie. Dans le cas actuel, cette autopsie sera remplacée par la marche régulière de la maladie, telle que nous l'observons dans la grande majorité des cas de typhus pétéchial.

CHAPITRE VIII.

TRAITEMENT.

Les indications du traitement du malade doivent naître d'abord de l'examen de cette forme morbide en général, et ensuite des faits acquis dans l'exploration du cas actuel.

En considérant le typhus pétéchial d'une manière générale, nous arrivons à nous persuader que cette affection est produite par un virus spécifique particulier que nous ne connaissons pas. Jusqu'à présent, nous ne sommes pas en état de nous conformer à l'indication qui naît de cette hypothèse, la destruction du virus qui a pénétré dans le corps : nous ne connaissons pas de contre-poison de cette substance. Mais nous avons vu que cette intoxication pouvait être révélée dans diverses conditions par des phénomènes plus ou noins graves. Nous avons vu qu'il y a des cas de typhus pétéchial, dont la marche peut s'exécuter rapidement, sans présenter d'altérations graves de l'organisme. D'un autre côté, nous savons que la moitié des typhiques peut mourir.

Nous avons pu nous convaincre que la gravité du typhus exanthématique pouvait être surtout accrue par de mauvaises conditions hygiéniques, sous l'influence desquelles se trouvent les malades. Plus ces mauvaises conditions hygiéniques agissent longtemps, plus le typhus est grave dans sa marche. L'agglomération d'un grand nombre de typhiques, quand la ventilation est insuffisante, augmente considérablement les rapports de la mortalité.

Mesures hygiéniques et alimentation des malades. — C'est d'ici que découlent des indications très-importantes. En les remplissant, on obtient une des conditions les plus essentielles pour la diminution du chiffre de la mortalité. Les malades doivent être soustraits aussi vite que possible aux mauvaises conditions hygiéniques, au milieu desquelles le typhus s'est développé; c'est ce que l'on obtient très-facilement en plaçant sans délai le malade dans un hôpital bien organisé. Nous avons vu les brillants résultats que l'on obtient, lorsque les malades sont admis dans un hôpital, dans les premiers jours de la maladie. D'un autre côté, il faut avoir soin d'améliorer l'hygiène de la population pauvre, au milieu de laquelle se développe surtout cette forme morbide. La ventilation des habitations faite avec soin, la diminution du nombre des personnes qui y sont entassées, l'amélioration de la nourriture sont les règles les plus essentielles que l'on doit prescrire dans une localité où règne une épidémie de typhus. Quand l'hygiène a été améliorée à temps, au point de vue de l'alimentation, de l'air et de la diminution du nombre des personnes entassées dans les maisons, le nombre des malades diminue rapidement, et en même temps chaque maladie devient plus légère. Dans les hôpitaux qui ne sont pas encombrés de typhiques, la proportion pour cent de la mortalité diminue considérablement, et les cas de typhus graves deviennent plus rares. En général, l'épidémie cesse d'autant plus vite dans un endroit que les mesures nécessaires pour l'amélioration de l'hygiène, surtout des classes pauvres, ont été prises plus tôt.

Il résulte de ce que nous avons dit, que chaque cas individuel de typhus doit être placé dans les conditions hygiéniques les plus favorables possibles. Une pièce vaste, où il soit possible de pratiquer une ventilation constante, et la propreté dans les soins donnés au malade sont les conditions les plus essentielles qui diminuent la gravité de chaque cas en particulier. Cependant, ces conditions ne sont possibles que pour les gens riches; la population pauvre est transportée dans les hôpitaux, où il est impossible de donner un grand espace. On soulève ici cette question, à savoir si, dans les hôpitaux, les typhiques doivent être placés dans des salles particulières, ou s'ils peuvent rester au milieu des autres malades. En me basant sur ma propre expérience, je tends à penser que les typhiques ne doivent pas être exclusivement entassés dans des salles particulières, mais autant que possible, ils doivent être répartis au milieu des autres malades. D'abord, parce que je n'ai pas encore pu me convaincre, jusqu'à présent, d'une susceptibilité particulière des sujets affectés de maladies chroniques pour ce virus, et ensuite, comme on le sait, l'entassement des typhiques augmente considérablement la gravité de la maladie elle-même, et fait en même temps que le typhus devient particuliè-rement infectant.

Quand on répartit les typhiques dans les différentes salles, il faut surtout les placer dans les endroits où se trouvent des malades qui ne sont pas forcés de garder continuellement le lit. De cette manière, la salle n'est pleine que pendant la nuit; pendant le jour, la plus grande partie des malades reste, plus ou moins long-temps, dans le corridor, quand il y en a un, et s'il est chauffé. J'évite de coucher des typhiques l'un à côté de l'autre, et quand la place le permet un peu, il doit y avoir à côté du malade un second lit vide, de telle sorte qu'il passe la journée dans un lit, et que, pour la nuit, il se couche dans l'autre.

Il faut veiller sévèrement à ce que les vêtements du malade et son linge sale ne restent pas auprès de lui. Les paravents placés auprès des lits entravent considé-rablement la ventilation, et ne sont pas à conseiller. Les déjections du malade doivent être enlevées immé-diatement. La température de la salle ne doit pas dépasser 15° réaumur. L'air doit être renouvelé, en chauffant continuellement la cheminée ou un fourneau, dont le tuyau ne doit jamais être fermé, et en ouvrant de temps en temps les fenêtres. Tout bruit ou toute lumière inutile doivent être éloignés, sans cela les ma-lades délirent davantage. Il faut éviter de placer les médicaments auprès du malade, car dans son délire, il pourrait prendre en une fois toute la dose de la journée.

Le matelas, sur lequel repose le malade, ne doit pas être recouvert d'une toile qui laisse passer l'humidité.

mais de cuir, de toile cirée. Le drap qui le recouvre doit être changé aussitôt qu'il est mouillé ou sali; abstraction faite que de changer souvent les draps de lit, ainsi que l'autre linge du malade, n'est pas un luxe superflu. Les couvertures du malade ne doivent pas être lourdes : une légère couverture de laine et un drap sont ce qu'il y a de mieux; quand on ouvre les fenêtres, le malade peut encore être recouvert avec une autre couverture.

Bien que l'état typhoïde ne soit pas encore développé, et que les forces du malade soient encore bien conservées, on ne doit pas cependant lui permettre de quitter la salle pour satisfaire à ses besoins. Cela doit avoir lieu dans la salle, ensuite il faut l'aérer et enlever les déjections. Si le corridor est chauffé, les salles ne doivent pas être fermées. Un infirmier ou une infirmière doivent être constamment présents dans une salle où se trouvent des typhiques.

Chaque typhique, au moment de son entrée, doit être complétement lavé, et ces lavages de tout le corps doivent être répétés tous les jours (quand le malade ne prend pas de grands bains); en outre, chaque fois que le malade se mouille ou se salit, il faut laver soigneusement les parties salies. En observant, envers le malade et même pour la pièce où il se trouve, la plus grande propreté, on a les conditions les plus essentielles qui diminuent la gravité de chaque cas en particulier. Peut-être que les bons soins des malades ont une bien plus grande importance pour leur guérison que toutes les méthodes de traitement qui ont été préconisées jusqu'à présent.

La pureté de l'air et la propreté du malade lui-même
seront naturellement plus facilement atteintes lorsque
beaucoup de malades ne sont pas entassés dans la même
salle, quand un nombre plus ou moins grand de malades ne reste pas dans cette salle et y satisfait à ses
besoins. On ne doit penser à évacuer les typhiques que
quand leur nombre dépasse de beaucoup celui des
autres malades. Lorsqu'il y a ainsi entassement de
typhiques, les autres malades, malgré le peu de disposition qu'ils présentent à contracter la maladie, peuvent
cependant être infectés, et alors on est déjà forcé d'évacuer les typhiques ; il faut cependant avoir davantage
en vue qu'une pièce vaste, bien ventilée et la plus
grande propreté, sont les conditions les plus essentielles
à la guérison des malades. Une fois que le malade est
placé dans des conditions hygiéniques aussi favorables
que possible, on peut espérer que la maladie ne prendra
pas une marche grave, et que, peut-être, elle se ter-
minera comme une forme abortive. En dehors de l'hygiène, nous ne connaissons aucune autre méthode
abortive de traitement, et nous sommes forcés de nous
borner à un traitement symptomatique qui, ainsi qu'on
peut le voir d'après ce qui a été dit de l'hygiène, n'a
qu'une importance secondaire.

Une fois que le malade est dans de bonnes conditions,
quand il est entouré d'un personnel intelligent qui ne
le perd pas de vue, il nous reste encore à nous poser
la question de son alimentation.

Nous savons que la plus grande partie des typhiques
n'a pas d'appétit pendant tout le temps de la maladie
jusqu'au moment où la chaleur baisse. Jusqu'au moment

où se développe l'état typhoïde, les malades n'ont que soif; il faut la satisfaire complétement. Même quand ils se trouvent dans cette période morbide où ils ont perdu connaissance, et où ils demandent peu ou rien du tout, faut-il leur donner à boire. Même lorsque le malade n'a pas sa connaissance quand on lui offre à boire, il est bon de lui verser dans la bouche, toutes les demi-heures et même plus souvent, une ou deux cuillerées de boisson. Il est très-commode de donner à boire aux malades qui ne peuvent pas s'asseoir au moyen de petites théières, dont le bec facilite aux infirmiers et aux malades l'entrée des liquides.

Les boissons peuvent varier suivant les ressources du malade, suivant son goût, et enfin suivant les ressources de l'hôpital. Il peut y avoir aussi à ce sujet des indications déterminées par tel ou tel symptôme. On peut prescrire comme boissons de l'eau pure, du sodawasser, de l'eau de Seltz avec du sucre, du suc de citron, de l'eau, en y ajoutant une légère quantité d'acides minéraux, de crème de tartre, etc. Il est très-avantageux d'employer comme boisson le lait soit seul, soit additionné d'une plus ou moins grande quantité d'eau de Seltz. J'emploie aussi très-volontiers, surtout dans la pratique privée, du bouillon froid dégraissé, auquel je fais ajouter quelquefois un peu de suc de citron. Le lait et le bouillon sont très-importants dans le traitement du typhus pétéchial, parce que tout en étanchant la soif, ils nourrissent en même temps le malade. L'alimentation du malade est expressément indiquée dans le cours du processus febrile, dans lequel, pendant une semaine et demie, deux à trois semaines, le corps dépense sans pouvoir compenser suffisamment la perte. Le lait et le bouillon sont la nourriture exclusive de nos typhiques, et nous devons l'employer d'une manière d'autant plus constante que toute autre nourriture répugne au malade, et que, de plus, elle peut déterminer un trouble des organes digestifs par une mauvaise digestion.

DES MÉTHODES DE TRAITEMENT QUI ARRÊTENT LE DÉVELOPPEMENT DU TYPHUS PÉTÉCHIAL. — Après avoir examiné le malade, et après avoir diagnostiqué en lui un typhus exanthématique à la fin du stade de l'excitation nerveuse, nous pouvions nous attendre déjà de bonne heure à un développement plus ou moins rapide du stade typhoïde. Chaque médecin peut, dans ces circonstances, exprimer le souhait d'employer quelque remède qui puisse prévenir le développement des symptômes graves, au milieu desquels les malades meurent souvent. Lorsque nous considérons tous les remèdes qui sont usités dans ce but, nous ne pouvons élever aucun doute sur le bon vouloir qu'éprouvent les médecins qui cherchent à arrêter le typhus. On a employé les saignées, les vomitifs, les purgatifs, les diaphorétiques, les préparations mercurielles, la quinine à haute dose, ainsi qu'un traitement énergique par l'eau froide, auquel on a attribué, ainsi qu'aux remèdes cités précédemment, la propriété de raccourcir le cours de la maladie et d'empêcher son développement. A différentes époques et sous l'influence de diverses écoles, tous ces remèdes ont eu une plus ou moins grande importance dans le traitement du typhus en général, et du typhus exanthématique en particulier. Il y a encore quelques médecins qui sont persuadés qu'ils coupent le typhus pétéchial et qu'ils empêchent le développement du processus typhoïde. Sans doute, on ne pratique pas aujourd'hui de saignées ; il y en a peu qui osent employer les vomitifs et les purgatifs ; cependant, le calomel n'a pas encore perdu la confiance générale comme remède coupant le typhus. Le traitement par l'eau froide a, cependant, dans ces derniers temps, supplanté de plus en plus toutes les autres méthodes abortives du traitement du typhus.

En considérant comment se développait le cours du typhus exanthématique, nous avons vu que les mauvaises conditions hygiéniques augmentaient considérablement la gravité de la maladie. D'un autre côté on rencontre, dans le cours d'une épidémie, quelques cas de typhus qui présentent dans leur marche des symptômes très-graves, bien que les conditions hygiéniques soient des meilleures, et qui, quelquefois, se terminent par la mort. Alors, les mauvaises conditions hygiéniques ne sont pas les seules causes de la gravité du typhus. On sait que, dans quelques épidémies, les cas de typhus grave sont très-fréquents, tandis que les cas de typhus abortif sont très-rares. Dans d'autres épidémies, au contraire, le chiffre des cas de typhus léger est très-grand. Cette différence dans les rapports, entre les cas graves et les cas légers, peut exister dans les mêmes conditions hygiéniques : quand le typhus se montre, nous ne sommes pas jusqu'à présent en état de décider jusqu'à l'apparition de l'état typhoïde et, dans quelques cas, jusqu'à ce que la chaleur s'abaisse, si, dans le cas individuel, doit se développer un typhus abortif ou un typhus grave. S'il nous est impossible de déterminer, dans un cas isolé, au début de la maladie, la gravité des symptômes morbides que nous avons devant nous, nous sommes cependant justifiés d'attribuer à telle ou telle méthode abortive de traitement la marche rapide de la maladie. Nous savons d'ailleurs que cette maladie peut continuer sa marche favorable au milieu de bonnes conditions hygiéniques, sans que l'on emploie un traitement, ou bien quand ce traitement est complétement indifférent. Les observations qui ont été faites dans les diverses épidémies sur les différentes méthodes de traitement ne peuvent pas avoir de force démonstrative, puisque, avec les mêmes conditions hygiéniques, la gravité des épidémies peut varier. Un traitement comparatif, employé pendant la même épidémie dans les différents hôpitaux, n'a pas l'importance nécessaire, car, au point de vue hygiénique, les hôpitaux peuvent considérablement varier.

Dans l'ouvrage classique de Murchinson, on trouve que, dans la plupart des cas, ainsi que l'observation d'un très-grand nombre de typhiques l'a démontré, la fièvre cesse au quatorzième jour de la maladie dans le typhus exanthématique. Chez la plupart de nos typhiques, la chaleur commençait à baisser vers le quatorzième jour. Ainsi, la durée de l'état fébrile chez nos malades serait à peu près la même que pour Murchinson, bien que nous ayons employé, dans tous les cas, pendant tout le temps de nos observations, le traitement par l'eau froide, qui, dans Murchinson, n'occupe pas la place la plus marquée parmi les méthodes de traitement du typhus pétéchial. La proportion pour cent de la mortalité a été un peu plus faible que chez Murchinson ; mais cela ne peut pas parler en faveur de la supériorité de l'hydrothérapie sur les autres méthodes de traitement ; d'autres conditions hygiéniques, un autre caractère de l'épidémie peuvent influencer considérablement le chiffre de la mortalité. D'après ce qui a été dit, on voit que pour décider la question du traitement abortif du typhus exanthématique, cela entraîne à de grandes difficultés, on peut même dire à des difficultés insurmontables. Comme on a observé chez quelques sujets, dans beaucoup de cas, le peu de résultat du traitement abortif, nous nous permettons de douter de son existence, bien que nous nous regardions comme justifiés de dire qu'une telle méthode curative soit impossible pour l'avenir ; il existe en effet dans la nature des conditions, sous l'influence desquelles le typhus exanthématique a, en effet, une marche très-rapide et favorable. Nous ne connaissons jusqu'à présent qu'une seule condition qui influe sur la marche favorable du typhus exanthématique, c'est l'ensemble d'une bonne hygiène dans les soins donnés au malade.

Quelques méthodes abortives de traitement non-seulement n'atteignent par leur but, mais peuvent même être funestes : ainsi, les saignées, les vomitifs, donnés sans indication, ainsi que les purgatifs et le calomel. Ce dernier médicament agit déjà d'une façon défavorable sur le tissu musculaire du cœur qui, sous cette influence, ainsi que d'autres organes (foie, reins), subit la dégénérescence graisseuse aiguë (Polotebnow). Ainsi donc, dans les maladies où il existe déjà sans cela une disposition à l'affaiblissement de l'activité cardiaque, à la dégénérescence graisseuse aiguë du cœur, il faut autant que possible éviter les médicaments comme le calomel. Toutefois, on peut objecter que la dégénérescence graisseuse du cœur provient de l'usage de fortes doses des préparations mercurielles, telles qu'on ne les donne pas au début du typhus pétéchial; cependant, les préparations mercurielles à petite dose ne peuvent pas aider à la nutrition du muscle cardiaque.

TRAITEMENT DES SYMPTOMES. — Comme nous ne possédons aucun médicament qui puisse arrêter le processus morbide du typhus exanthématique ou le raccourcir, nous sommes obligés, dans le traitement du malade, de nous borner à combattre les symptômes. Cela nous réussit jusqu'à un certain degré, bien qu'ils n'aient de loin pas l'importance essentielle des mesures hygiéniques.

Une fois que nous avons choisi le traitement curatif des symptômes, nous devons avoir en vue les symptômes morbides, dont le soulagement peut avoir une influence essentielle sur l'état du malade. Ce malade est faible, n'a pas d'appétit, dort mal, etc.; si, à cette période de la maladie, nous donnions des remèdes dans le but de réveiller l'appétit, de relever les forces du malade, ou même quelque narcotique, nous n'obtiendrions absolument aucun soulagement, mais il est très-probable que nous aggraverions la forme morbide, et nous augmenterions la possibilité d'une issue défavorable.

Un des symptômes les plus importants du cas actuel est la fièvre. Ainsi que nous l'avons déjà vu, il se pro-

duit, sous l'influence du processus fébrile, des troubles
fonctionnels dans un nombre considérable d'organes.
Nous savons que ces troubles fonctionnels peuvent être
accompagnés de changements de structure.

TRAITEMENT CURATIF HYDROTHÉRAPIQUE RAFRAICHIS-
SANT. SON ACTION. CONTRE-INDICATIONS DANS SON EMPLOI.
— En diminuant la température du corps, en augmentant la faculté d'abaisser la chaleur, on peut amener
une amélioration considérable dans beaucoup de symptômes qui se montrent à la suite d'un accroissement de
combustion, avec dimininution du refroidissement du
corps. La céphalalgie, l'insomnie, la sensation désagréable de la faiblesse diminuent considérablement
quand la température du corps s'abaisse. Le chiffre des
contractions cardiaques et des respirations devient plus
faible; quelquefois, la perte de connaissance diminue;
en général, les symptômes de l'état typhoïde se montrent bien moins fortement exprimés. Quelquefois, le
malade revient à lui pour un temps plus ou moins
court. Cet abaissement de la température, qui se
trouve quelquefois accompagné d'un soulagement si
marqué, ne peut être atteint que par les différentes
méthodes de traitement par l'eau froide.

En mettant la peau du malade en contact avec l'eau
froide, nous augmentons dans l'organisme l'abaissement de la température qui se produit d'une façon
insuffisante sous l'influence du processus fébrile, tandis
que, dans les conditions normales, un accroissement de
la combustion et l'augmentation consécutive dans la production de la chaleur se trouve simplement accompagné

d'un accroissement dans l'abaissement de la température du corps. En mettant la peau en contact avec l'eau froide, milieu qui absorbe la chaleur bien plus fort que l'atmosphère qui nous environne, nous augmentons les déperditions de chaleur qui étaient insuffisantes, ce qui fait que la température, anormalement élevée, s'abaisse de 1 à 2°, suivant la température de l'eau et la durée de son contact avec la peau.

D'un autre côté, on sait que plus le corps perd de chaleur, plus il en produit, plus aussi les processus d'oxydation se font avec plus de vivacité, ce qui s'exprime par l'augmentation d'excrétion de l'urée après un bain froid. Ce qui parle aussi en faveur d'une augmentation de la production de chaleur sous l'influence du bain froid, c'est l'élévation, sans doute légère de la température d'un homme, que l'on observe généralement aussitôt après qu'il est entré dans un bain froid. Des observations très-attentives, faites sur l'action des bains froids, ont montré que, sous l'influence d'une déperdition plus forte de la chaleur de l'organisme, il se produisait une plus grande quantité d'unités de chaleur (Kernig).

Si l'action de l'eau n'était bornée qu'à l'absorption de la chaleur, nous n'obtiendrions par là, dans le traitement de la fièvre, que des résultats très-insignifiants qui disparaîtraient très-rapidement quand la quantité de chaleur perdue serait rétablie, quand aurait cessé l'abaissement de la température. Par l'eau froide, nous serions dans le cas de n'augmenter que le processus de combustion qui, sans cela, s'accroît déjà sous l'influence de la fièvre. Quand on traite les fébricitants par l'eau froide, on voit les résultats du refroidissement se continuer pendant une heure à une heure et demie, et cela éveille l'idée qu'il se passe dans l'organisme des modifications plus essentielles que les déperditions de chaleur seules. L'abaissement de la température du corps que l'on observe chez les fébricitants, sous l'influence de l'eau froide, amène autre chose que chez les gens sains. Les observations du docteur Kernig de Dorpat montrent que, sous l'influence d'un bain froid de 25° centigrades, la température du corps était montée de 36° 90 centigrades, dans les premières 15 minutes à 37°, et qu'elle commença à baisser au bout de 29 minutes: après un séjour de 35 minutes, elle était tombée à 36° 55. Après être sorti du bain, l'abaissement de la température persistait, et dans l'espace de 17 minutes, elle tombait à 36° 25 ; alors, la température commença de nouveau à s'élever, et elle atteignit, 55 minutes après être sorti du bain, la température primitive de 36° 90. Ainsi, le plus fort abaissement de la température s'observa sous l'influence du bain froid après qu'on en fût sorti, et fut de 0° 65. Les observations qui furent faites à ma clinique sur divers fébricitants, surtout sur des malades atteints d'affections typhoïdes, par le docteur Tschesnokoff, ont montré que pendant les premières minutes après être sorti d'un bain froid, la température dans le rectum augmentait souvent de 0° 1 de degré, quelquefois aussi un peu plus, qu'elle commençait ensuite à descendre, et qu'elle tombait de 1 à 2° au-dessous de celle qui était observée avant le bain. L'abaissement de la température durait de une heure et demie à deux heures, alors la chaleur du corps atteignait de nouveau le chiffre primitif que l'on avait observé avant le bain. Il résulte de là que l'abaissement de la température, sous l'influence de l'eau froide, chez les fébricitants, est d'abord plus considérable, et ensuite plus durable, que chez les gens sains.

Quand une fois il a été admis par des recherches attentives que, sous l'influence d'une augmentation dans le refroidissement, le processus de combustion et la production de chaleur qui l'accompagne sont accrus, il faut admettre que ce processus de combustion détermine, sous l'influence du refroidissement, dans le corps d'un fébricitant, quelque chose d'autre que chez un homme sain.

En considérant l'état fébrile en général, nous avons admis dans ce processus une augmentation dans la combustion, avec refroidissement concomitant et insuffisant du corps, et nous avons supposé que l'activité des centres nerveux qui agissent sur le refroidissement est ou bien excitée, ou déprimée par les produits de l'oxydation insuffisante des tissus et des liquides retenus dans l'organisme, et dont la consomption était augmentée sous l'influence du processus fébrile.

La déperdition du poids du corps qui ne correspond pas à cette augmentation de consomption, et qui n'est forte que quand la chaleur est abaissée, permet de supposer que, bien que l'oxydation du corps soit accrue pendant le processus fébrile, quand le corps présente une température élevée, néanmoins, il se produit, de plus, beaucoup de produits d'une oxydation incomplète, en d'autres termes, des substances chimiques intermédiaires qui sont les degrés de transition entre les tissus et les liquides de l'organisme, et les produits de leur oxydation complète : l'eau, l'acide carbonique, l'urée, l'acide urique, etc. Comme le bain froid augmente immédiatement la température du corps pour un certain temps et détermine un accroissement d'excrétion d'urine et d'urée, il favorise en même temps, par l'abaissement direct de la chaleur, très-probablement l'oxydation définitive des produits accumulés dans le corps, qui exercent une action anormale sur les centres nerveux, auxquels est soumis l'abaissement de température du corps. Cette influence s'exprime d'abord par une diminution bien plus considérable de la température chez les fébricitants que chez les hommes sains, et par une plus grande durée de cet abaissement. Ce qui indique encore une modification dans les actions chimiques qui se passent dans le corps, sous l'influence du bain froid, c'est encore la transpiration qui se montre souvent, un temps plus ou moins court, après le bain.

L'activité de la peau subit des modifications très-prononcées sous l'influence de l'hydrothérapie : la sensation de la chaleur mordicante (calor mordax) disparaît quelquefois ou diminue considérablement, la peau paraît plus humide. Tous les symptômes de l'état fébrile diminuent dans les différents organes ; les symptômes de l'état typhoïde s'affaiblissent considérablement dans quelques cas. Une telle amélioration de tous les phénomènes fébriles, sous l'influence de l'hydrothérapie, parle en faveur de ce fait que l'action de l'eau froide ne se borne pas seulement au refroidissement du corps, mais qu'il modifie d'une manière plus ou moins forte les processus chimiques qui se passent dans le corps sous l'influence de l'état fébrile.

Nous verrons plus tard que le traitement par l'eau froide ne peut pas être indiqué dans chaque état fébrile. Dans quelques cas, le refroidissement qu'il produit n'est pas accompagné d'une amélioration des symptômes morbides. Bien que dans les formes fébriles, dans le cours desquelles la peau est humide et semble recouverte de sueur, et dans les cas de fièvre qui présentent de fortes rémissions quotidiennes, avec des transpirations plus ou moins fortes, l'eau froide abaisse également la température du corps ; malgré cela, le malade est plus épuisé par cette eau que par le processus fébrile seul, sans que l'on emploie ce traitement. De plus, dans ces cas, l'eau froide, même après avoir produit un refroidissement de courte durée, peut avoir pour résultat une augmentation de la fièvre, ce qui se produit souvent en même temps qu'une aggravation du processus local. La fièvre qui accompagne les processus inflammatoires chroniques du sommet du poumon et présente un type rémittent, quelquefois aussi intermittent, avec excrétions cutanées plus ou moins grandes, sous forme de transpiration ou de perspiration insensible, s'aggrave considérablement sous l'influence de l'eau froide. C'est ainsi que peut se produire une aggravation très-forte, sous l'influence de l'action rafraîchissante de l'hydrothérapie, dans les légers mouvements fébriles qui accompagnent les catarrhes aigus du nez, des bronches, du canal gastro-intestinal, produits par le refroidissement. L'expérience a montré que, dans ces cas, le traitement curatif échauffant était d'une bien plus grande utilité que le traitement rafraîchissant. La plupart de ceux qui présentent ces formes morbides, connues dans le public sous le nom de refroidissements, entrent avec répugnance dans un bain, malgré l'état fébrile, malgré l'élévation de la température du corps; ils y ont facilement froid, et ensuite l'état fébrile augmente. Bien que cette température soit élevée, les malades se couvrent très-volontiers et boivent avec plaisir quelques tasses de thé chaud. La transpiration qui se produit de cette manière soulage beaucoup les malades, au point de vue de l'état local comme au point de vue de la fièvre.

La plupart des typhiques, au contraire, dont la température est très-élevée, entrent avec le plus grand plaisir dans un bain, et quand ils en sortent, on reconnaît une très-grande amélioration de tous les phénomènes morbides.

Ainsi, dans un cas, le refroidissement du corps est désagréable pour le malade; il augmente sa faiblesse et est souvent la cause d'un redoublement de fièvre, qui disparaît au moyen de boissons chaudes, et se termine par l'apparition de la sueur. Dans un autre cas, au contraire, la chaleur du corps aggrave l'état du malade, et augmente la fièvre qui diminue d'une manière très-prononcée sous l'influence du traitement par le froid.

Pour baser ces observations, on peut admettre que, dans les différentes formes fébriles qui se développent sous l'influence de causes pathologiques diverses, le rapport entre l'accroissement de la combustion et la diminution du refroidissement varie. Dans les cas où le traitement par le froid est reconnu comme nuisible, il est très-probable que les processus d'oxydation, quand on les compare à la diminution du refroidissement, prédominent, et que l'élévation de la température du corps est ainsi plutôt le résultat de la combustion que de la diminution du refroidissement. Ainsi, le traitement par le froid peut, en augmentant les processus d'oxydation, déterminer un accroissement de l'état fébrile ou une augmentation de la consomption du corps, ce qui trouve son expression dans un affaiblissement considérable du malade. Dans les cas, au contraire, où le traitement rafraîchissant détermine un soulagement bien marqué, comme dans les formes typhiques, il est probable que l'élévation de la température du corps n'est pas déterminée par une augmentation de la combustion, mais plutôt par une diminution du refroidissement.

Pour conclure, nous devons faire remarquer que le traitement du typhus pétéchial par l'eau froide n'a, par lui-même, rien de spécifique. L'eau froide, dans le typhus en général et dans le typhus pétéchial en particulier, ne peut pas être placée à côté de la quinine dans les fièvres paludéennes, du mercure et de l'iode dans les affections syphilitiques. L'eau ne coupe pas la maladie et ne raccourcit peut-être pas sa marche. Dans le traitement par l'eau froide, la proportion de la mortalité dans le typhus peut-être aussi grande que sans ce traitement. En observant l'action de l'eau froide chez quelques typhiques, nous devons avouer qu'aucun autre moyen ne détermine un soulagement aussi marqué d'un plus ou moins grand nombre de phénomènes morbides, tel que nous le remarquons par le traitement par l'eau froide; malheureusement, cette amélioration est de très-courte durée.

Après nous être décidé à employer dans le cas actuel le traitement hydrothérapeutique, nous devons mentionner l'une ou l'autre méthode de l'emploi de l'eau.

Dans les premières années de mon enseignement clinique, je suivais exclusivement le traitement suivant : à côté du malade était placé un lit, dont le matelas était recouvert de toile cirée; par-dessus on étendait un drap trempé dans une eau aussi froide qu'on pouvait l'avoir, et dans lequel on enveloppait autant que possible le malade complétement déshabillé, de telle sorte que toutes les parties de son corps fussent en contact avec le drap mouillé; au bout de quelques minutes, quand le drap était un peu échauffé, le malade était découvert et replacé dans son premier lit, où l'on avait préparé de la même manière un autre drap mouillé. Au bout de quelque temps, on replaçait le malade dans son autre lit, et on l'enveloppait encore dans le troisième drap. Habituellement, nous nous bornions à trois enveloppements, rarement on en faisait un quatrième. Le plus souvent, le premier enveloppement était très-agréable au malade; le second déterminait déjà un frisson, et le troisième était insupportable. De cette manière, le malade était rafraîchi une ou deux fois par jour, suivant l'élévation de la température. Chaque fois, ce traitement devenait habituellement plus fatigant pour le malade, le frisson se montrait plus tôt; de telle sorte qu'il fallait se borner à un seul enveloppement.

Ces circonstances me déterminèrent à modifier le traitement de telle manière que l'eau dans laquelle le drap était trempé fut prise à une température qui ne fut pas moindre de 12° Réaumur (15° centigrades), quelquefois pas moindre de 18° Réaumur (22° 5 cengrades).

Les malades supportaient beaucoup mieux ces enveloppements, et nous pouvions employer ce traitement rafraîchissant sur un plus grand nombre de sujets et pendant plus longtemps. A cette époque, nous employions dans quelques cas l'eau froide sous forme d'affusions sur la tête, faites au-dessus d'un bassin placé auprès du lit du malade. La température de l'eau était d'abord beaucoup trop basse et les malades la supportaient difficilement, de telle sorte que, pour ce traitement, nous fûmes obligés de prendre de l'eau plus chaude, suivant la sensibilité plus ou moins grande du malade au froid. Des compresses trempées dans de l'eau froide, dans quelques cas une vessie de glace, furent appliquées constamment sur la tête de chaque typhique. Quand l'enveloppement était mal supporté, nous le remplacions par des lotions faites sur tout le corps au moyen d'une éponge qui était plongée dans une eau plus ou moins chaude, à laquelle on ajoutait quelquefois du vinaigre simple ou du vinaigre camphré, ou de l'esprit camphré. Ces lotions étaient répétées toutes les deux heures : quand le malade avait bien froid, toute cette opération se faisait sous les couvertures, pour ne pas déterminer, quand on découvrait le malade, un refroidissement trop rapide.

Dans la pratique particulière où il n'existait pour

l'enveloppement dans un drap froid ni les moyens nécessaires, ni le service qu'il fallait, les lotions répétées sur tout le corps constituaient le principal traitement rafraîchissant.

C'est au professeur Ziemsen que nous sommes redevables de la modification importante apportée dans l'emploi de l'eau froide dans le cours de diverses affections fébriles, et du typhus exanthématique, par conséquent. D'après son avis, nous employons maintenant l'eau sous forme de bains entiers. Le malade est placé dans un bain de ce genre, chauffé jusqu'à 27° Réaumur (33°7 centigrades), et alors on le refroidit toutes les rois ou quatre minutes en y ajoutant de l'eau froide et en enlevant de l'eau chaude. Ce refroidissement est continué jusqu'à ce que le malade éprouve un frisson et perde la sensation primitive agréable du froid. Habituellement, les malades restent un quart-d'heure à une demi-heure dans le bain, qui est refroidi jusqu'à ce qu'il ait la température de 23° à 18° Réaumur (28°7 à 22°5 centigrades), suivant que le malade supporte plus ou moins l'eau froide. On donne habituellement tous les jours deux, quelquefois trois, de ces bains, et il est très-rare que l'on ne rencontre pas des typhiques qui ne supportent pas ce traitement par le refroidissement.

Nous regardions comme contre-indiqué l'emploi des bains quand le malade était très-faible et que la température du corps était en même temps relativement peu élevée ; quand, par exemple, cette dernière n'atteignait pas 39°, et que les forces du malade et son activité cardiaque indiquaient un affaiblissement considérable. Il est également à rejeter dans les cas où il existait des épistaxis, des hémorrhagies intestinales et bronchiques très-abondantes. Nous étions également très-prudents dans l'emploi du froid quand les malades avaient de fortes transpirations, surtout quand cette transpiration était accompagnée d'un abaissement plus ou moins considérable de la température. Lorsque dans les cas que nous avons cités le refroidissement du corps se trouvait indiqué, nous employions surtout dans ce but des lotions faites sous les couvertures avec de l'eau chaude, à laquelle nous mélangions les substances volatiles que nous avons citées plus haut.

Au début de mon enseignement clinique, je regardais le refroidissement énergique du corps, au moyen de l'enveloppement dans les complications du processus typhoïde, par une pneumonie croupale ou catarrhale comme contre-indiqué. Depuis, j'ai commencé à employer les bains refroidis peu à peu ; j'ai cessé de regarder les affections du parenchyme pulmonaire comme des contre-indications absolues à l'emploi des bains. Seulement, le refroidissement doit être employé avec lenteur et la température ne doit pas être trop abaissée (pas au-dessous de 30° à 27° centigrades). L'affection du parenchyme pulmonaire qui se montre dans le cours du typhus pétéchial n'est pour nous de contre-indication à l'emploi des bains que dans les cas où l'on observe en même temps un crachement abondant de sang, ou quand l'activité cardiaque est tellement affaiblie que les obstacles qui sont apportés à la circulation sanguine, dans l'artère pulmonaire, à la suite de la compression de ses rameaux par un produit pneumonique, ne peuvent pas être surmontés d'une manière suffisante. Mais quand les altérations de la circulation, dans les poumons, produites sous l'influence de la pneumonie, sont bien compensées, les bains peuvent alors être employés très-hardiment. La bronchite qui complique si souvent le typhus pétéchial n'est pas une contre-indication à l'emploi de l'hydrothérapie.

Le refroidissement énergique, au moyen de l'eau, n'est interrompu que dans les cas où les malades présentent une sensibilité particulière au froid et une aversion particulière pour l'eau froide. Cela a lieu cependant plus rarement pour l'emploi des bains que pour l'enveloppement ; cependant, peu de malades ont pu supporter pendant assez longtemps plus de trois bains par jour.

Quant à insister sur l'emploi d'un grand nombre de bains, nous les regardons dans ces cas non-seulement comme inutiles, mais encore comme nuisibles. Les malades éprouvaient un grand froid qui se montrait très-vite, les extrémités se cyanosaient, pendant longtemps ils ne pouvaient pas être réchauffés et les forces diminuaient encore plus. La sensibilité au froid était surtout grande dans les cas de typhus pétéchial qui étaient compliqués de fièvre récurrente.

Pendant la fièvre jusqu'au moment où se montra la période de refroidissement, notre malade prit tous les jours un bain matin et soir, une fois que la température du corps avait été déterminée. Comme chez presque tous les malades, la température s'abaissa sous l'influence du bain, pris pendant à peu près une heure et demie, de 1° à 1°,5, suivant le temps que le malade y restait; on déterminait alors le moment de la sortie du bain par l'apparition du frisson.

Ainsi que nous l'avons vu, la marche de la température propre au typhus pétéchial ne s'est pas modifiée dans ce qu'elle avait d'essentiel, ainsi que cela est le plus souvent le cas, même par l'emploi énergique de l'eau froide. On obtient, au moyen de l'eau froide, généralement un refroidissement temporaire du corps, en même temps qu'une amélioration temporaire de tous les symptômes. L'emploi plus fréquent des bains, qui doit amener une amélioration continue aussi longue que possible, ne réussit pas dans la plupart des cas, parce que les malades, ainsi que nous l'avons déjà dit, sont tous les jours plus sensibles au froid et ne présentent plus une amélioration aussi marquée, telle que nous l'observons avec un nombre restreint de bains.

Le docteur Brand, auquel nous sommes surtout redevables de l'extension du traitement hydrothérapique du typhus, a employé un traitement bien plus énergique, tant au point de vue de la température qu'au point de vue du nombre des bains, des frictions et des lotions. Ses observations s'adressent exclusivement au typhus abdominal· qui lui a donné une proportion pour cent tout à fait nulle de la mortalité. Le docteur Brand regarde le traitement hydrothérapique dans la fièvre typhoïde comme un spécifique. La méthode de Brand, suivie exactement par d'autres médecins, n'a donné de loin pas des résultats aussi brillants : ces résultats, obtenus par Brand, doivent être expliqués par quelque autre circonstance et non par l'action de l'eau froide

seule. On pouvait penser que les observations du docteur
Brand se rapportaient à une épidémie qui n'avait rien
de malin, et qui pouvait donner par elle-même une
proportion pour cent très-légère de la mortalité. Cependant, le docteur Brand allègue contre cette hypothèse
qu'à Stettin, où il a fait ses observations, il y avait à
cette époque des cas de typhus très-grave. Alors, la
question qui se rapporte à la différence d'hygiène des
malades du docteur Brand et de ceux qui étaient traités
d'une autre manière à cette même époque, reste encore
pendante. La statistique du docteur Brand démontre
qu'il a obtenu 0 0/0 dans la mortalité sur 170 malades
qu'il traita dès le début de l'affection. Cependant 17 cas,
sur lesquels il y eut 4 morts, sont comptés par le docteur Brand parmi les cas graves, et ne sont pas admis
dans la statistique brillante de la mortalité dans le
typhus abdominal, par la raison qu'il n'avait pas traité
ces malades dès le début de la maladie, mais qu'il n'a
été appelé chez eux que quand l'affection était complétement développée. Ainsi donc, il n'y a que les malades
qui ont été traités par l'eau froide dès le début de
l'affection qui ont donné un aussi brillant résultat que
celui qu'a obtenu le docteur Brand. Mais quel critérium
avons-nous pour ne pas croire que ces cas n'appartenaient pas dès le début à de légères formes typhiques
qui, comme on le sait, peuvent avoir une terminaison
heureuse quand elles sont bien soignées, et sans qu'il y
ait de traitement employé. Nous avons déjà vu quelle
grande importance il y avait pour la guérison du typhus
pétéchial de faire entrer très-tôt les malades dans un
hôpital bien organisé. Il serait très-possible que de

bons soins donnés très-tôt déterminent une influence
analogue sur la marche du typhus abdominal. D'après
tout ce qui a été dit, on peut douter involontairement, quand on considère attentivement les résultats
du traitement par l'eau froide, suivant la méthode de
Brand, de la réalité de résultats aussi brillants. Le
nombre de 170 typhiques, qui ont été traités au début
par l'eau froide, serait peut-être considérablement
diminué, si on avait entrepris un traitement indifférent
continué pendant quelques jours. Il serait possible
qu'une telle affection se fut montrée comme étant un
catarrhe intestinal ou une bronchite simple. Il est vrai
que, dans le diagnostic du typhus, le docteur Brand a
considéré la tuméfaction de la rate. Toutefois, nous
savons que la fièvre intermittente est très-étendue à
Stettin, et que les tumeurs de la rate peuvent être des
restes d'une ancienne affection paludéenne. L'exanthème roséolique, le météorisme qui manquent rarement dans le cours de la fièvre typhoïde n'apparaissent,
selon Brand, souvent pas du tout par le traitement
hydrothérapique exécuté suivant sa méthode, et cette
circonstance nous fortifie davantage dans l'idée que sur
les 170 cas de Brand, il y en avait un nombre considérable qui n'appartenaient pas du tout au typhus.

Comme nous n'avons remarqué que l'eau froide
n'était pas remède spécifique contre le typhus, tant
abdominal qu'éxanthématique, et comme nous avons
observé dans beaucoup de cas les résultats défavorables
d'un traitement énergique par le froid, nous préférons à
toutes les méthodes hydrothérapiques les bains refroidis peu à peu, dont l'abaissement de la température

doit varier suivant la sensibilité du malade au froid.

Malheureusement, dans la pratique privée on rencontre de grandes difficultés pour prescrire les bains. La cause en est qu'il s'en faut de beaucoup que chaque quartier soit pourvu d'une baignoire, et que l'eau soit distribuée dans ce quartier, de manière à ce que l'on puisse la transporter au troisième ou au quatrième étage par seau; ce qui, dans les petites habitations, constitue une très-grande incommodité. Cet obstacle serait facile à lever si, chez nous, comme dans les grandes villes d'Europe, on pouvait commander un bain dans un établissement pour un prix modique. A une heure déterminée, on apporterait à la maison du malade une baignoire avec quelques tonnelets d'eau chaude et d'eau froide. Le bain, préparé dans une pièce voisine, serait roulé jusqu'auprès du lit du malade, et quand il l'aurait pris, on sortirait la baignoire de la chambre, afin que le malade ne fut pas agité quand on verserait l'eau dans la baignoire ou quand on la viderait.

Outre les deux bains qu'il prenait chaque jour, le malade était lavé plusieurs fois dans la journée avec un mélange de vinaigre aromatique et d'eau. Nuit et jour, on lui plaçait sur la tête des compresses trempées dans de l'eau froide, que l'on remplaçait par de nouvelles, à mesure qu'elles s'échauffaient. Ces compresses, tout en remplissant les indications d'un traitement curatif rafraîchissant, diminuaient en même temps la céphalalgie et le délire qui se montra plus tard. Dans ce but, nous avions employé souvent autrefois une vessie remplie de glace qui était assujettie à la tête du lit, et de cette manière touchait la tête sans la comprimer ; mais nous avons remarqué qu'un froid aussi intense fatiguait souvent le malade ; il se plaignait davantage de la céphalalgie, et le délire, quand il existait déjà, augmentait. Dans leur délire, les malades arrachaient souvent la vessie qui leur fatiguait manifestement la tête. A cause de cela, nous nous sommes surtout servis dans ces derniers temps de compresses que l'on trempait dans une eau assez froide. Dans quelques cas de typhus exanthématique, la céphalalgie doit avoir cédé plutôt à la chaleur qu'au froid ; ce que je n'ai cependant pas observé.

En rafraîchissant notre malade de la manière que nous avons indiquée, nous obtenions dans les symptômes morbides une amélioration marquée, bien qu'elle ne durât que peu de temps. La céphalalgie, l'augmentation de fréquence des contractions du cœur, et de la respiration et plus tard la perte de connaissance diminuaient beaucoup pour quelque temps ; la peau n'avait plus cette chaleur mordicante comme avant le bain. Ce soulagement n'était, comme nous l'avons dit, que de courte durée ; au bout d'une heure et demie, il ne restait presque plus aucune trace de l'amélioration, et la maladie continuait peu à peu son cours normal, puisque le malade présentait chaque jour davantage les symptômes accentués de l'état typhoïde : quand cet état se montra, et pendant toute sa durée, on continua le refroidissement de la même manière.

TRAITEMENT DU CATARRHE GASTRO-INTESTINAL. COMPRESSES ÉCHAUFFANTES. LAVEMENTS APÉRITIFS. — En examinant notre malade, nous avons pu nous convaincre que, dans ce cas, le typhus pétéchial était compliqué de catarrhe gastro-intestinal. Le malade avait des selles liquides, et en même temps, il y avait dans le canal gastro-intestinal, quand on le comparaît à ce qu'il doit être à l'état normal, une assez forte accumulation de gaz. La quantité des déjections était si minime que cela ne pouvait par soi-même être d'un grand danger pour le patient. C'est pour cela que nous n'avons pas regardé comme nécessaire de prescrire des remèdes, comme par exemple les préparations opiacées qui arrêtent la défécation, en diminuant les mouvements péristaltiques de l'intestin. L'expérience nous apprend que la suppression de la défécation dans ces cas est plutôt accompagnée d'une aggravation que d'une amélioration de tous les symptômes ; le ventre se ballonne davantage et la température même du corps peut s'élever. La rétention des produits du catarrhe de la muqueuse, des gaz qui se développent à la suite de la décomposition du contenu intestinal, détermine le passage de ces matières dans la masse des liquides en circulation, et peut, par elle-même constituer une cause de fièvre. Bien que, dans ces cas, le rétablissement d'un mouvement péristaltique plus uniforme, qui a été troublé par le processus catarrhale, soit accompagné quelquefois d'une augmentation temporaire et très-insignifiante des selles, ce rétablissement n'est néanmoins pas d'une grande utilité pour le processus local. Dans le cas actuel, nous évitons cependant l'emploi des purgatifs, dont l'action peut devenir plus forte qu'on ne le désire ; une évacuation rapide d'une grande quantité de liquide, sous l'influence d'un purgatif, pourrait trop affaiblir le

malade, que minent déjà plusieurs jours d'un état fébrile
sans compensation suffisante des pertes de poids qu'il
éprouve. On obtient dans ces cas de bien plus beaux
résultats sur le catarrhe gastro-intestinal au moyen
des « compresses échauffantes. » Sous leur influence,
les symptômes de ce catarrhe diminuent d'une manière
très-marquée, surtout le ballonnement du ventre. Ce
moyen est d'autant plus important qu'il répond à la
première indication, le rafraîchissement du malade; car
la compresse que l'on emploie ici et que l'on trempe
dans de l'eau, à la température de 4° Réaumur, quelquefois (5° centigrades) s'échauffe jusqu'à atteindre 29°
Réaumur (36°2 centigrades), en comptant la température propre du malade.

En changeant les compresses toutes les deux ou trois
heures, dans l'espace de plusieurs jours, cela favorise
singulièrement le rafraîchissement du corps.

Ces compresses ont été employées dans le cas actuel
pendant toute la durée de la fièvre, et même quand
elle avait cessé, jusqu'à ce qu'aient disparu les symptômes du catarrhe gastro-intestinal.

La constipation qui se montrait de temps en temps
fut combattue par des lavements d'eau simple, à la
température de 24° Réaumur (30° centigrades). Nous
prescrivons ces lavements, dans le cours du typhus
pétéchial, chaque fois que le malade n'a pas eu de
selles dans les vingt-quatre heures. La température de
l'eau que l'on ajoute varie suivant l'élévation plus ou
moins forte de la chaleur du malade; quand le chiffre
de la température est élévé, on donne quelquefois un
lavement frais de 20° à 18° centigrades. Dans la période

où la chaleur s'abaisse, ainsi que dans la convalescence, on emploie généralement des lavements plus chauds. Quand la constipation est opiniâtre, on est quelquefois obligé de donner des lavements avec addition de substances légèrement excitantes, ainsi du sel ou du vinaigre. Quelquefois, nous faisons faire des lavements avec une infusion de camomille, à laquelle on ajoute de l'huile de ricin et un jaune d'œuf (sur une livre d'infusion de camomille, on prend une ou deux onces d'huile de ricin et un ou deux jaunes d'œuf).

Nous avons employé chez notre malade des lavements d'eau simple contre la constipation.

Du sulfate de quinine. — Outre les moyens que nous avons indiqués, nous avons employé, pendant le stade typhoïde, du sulfate de quinine à petite dose : sulfate de quinine, 0,075 à 10 centigrammes trois fois par jour. L'usage de ce remède n'a pas une importance essentielle dans le typhus pétéchial. La température du malade ne se modifie pas du tout sous l'influence de ce remède donné à si petite dose. Néanmoins, nous avons observé, dans quelques cas de typhus pétéchial (surtout quand il y avait complication de fièvre récurrente), une influence manifeste et très-marquée du sulfate de quinine sur la diminution de l'état typhoïde, qui augmentait quand on ne donnait pas de quinine ou quand les doses étaient trop petites, et diminuait sensiblement par l'usage de la quinine ou l'augmentation des doses. Comme j'ai eu assez souvent l'occasion d'observer ce fait, je me suis fait une règle de donner le sulfate de quinine à petite dose dans chaque cas de typhus exanthématique. Le catarrhe gastro-intestinal qui, jusqu'à présent, a été regardé par beaucoup de médecins comme une contre-indication à l'emploi de ce remède, ne s'est pas aggravé, d'après mes observations, quand on donnait le sulfate de quinine à petites doses. Nous avons donné rarement plus de 30 centigrammes dans la journée; le plus souvent, les malades ne prenaient que 15 à 20 centigrammes en trois ou quatre doses. Tout en diminuant les symptômes de l'état typhoïde, le sulfate de quinine agit encore en conservant les forces du malade qui, par l'usage de ce médicament, diminuent moins que quand on ne le donne pas. Quelquefois, nous continuons l'usage de la quinine, même après la cessation de la fièvre, dans le stade de la convalescence.

Chez notre malade, l'emploi du sel quinique fut suspendu après la cessation de la fièvre.

EXCITANTS. — Quand l'état typhoïde s'est développé, quand les forces du malade sont considérablement tombées, et qu'il y a surtout un grand affaiblissement de l'activité du cœur, nous prescrivons divers excitants : ainsi, une infusion de fleurs d'arnica (2 à 8 grammes pour une colature de 180 grammes). Dans quelques cas, j'ajoute de 15 à 50 centigrammes de camphre pour une mixture de 180 grammes, dans laquelle on mélange 4 à 12 grammes de gomme arabique pour faire une émulsion. Assez souvent, nous prescrivons le camphre tout seul, sous forme de poudre, de 1 centigramme à 10 centigrammes pour la dose. Ce médicament fut surtout employé dans les cas où il existait un état typhoïde, dans lesquels la température du corps n'était pas très-élevée, mais l'activité du cœur très-faible, et dans lesquels se montrait si souvent une teinte cyanotique des extrémités et du nez. Dans quelques cas, l'infusion d'arnica était remplacée par une infusion de valériane; nous ajoutions quelquefois cette racine, sous forme de teinture (teinture de valériane et teinture éthérée de valériane), à l'infusion d'arnica, à la dose de 2 à 4 grammes pour 180 grammes de mixture (une cuillerée à soupe toutes les deux heures). Quand les forces étaient considérablement déprimées, avec un état typhoïde qui touchait au coma, et lorsque la chaleur était élevée, nous prescrivions, outre le traitement par l'eau froide, sous l'une ou l'autre forme, et suivant les indications, 25 milligrammes à 30 centigrammes de musc toutes les heures.

Dans l'emploi des excitants que nous avons cités, nous avons toujours observé strictement la méthode suivante : on commence toujours par de petites doses que l'on augmente tous les jours, tant qu'existent les indications. Dans les cas où il y a un état typhoïde, avec dépression considérable de l'activité du cœur, il est bon de donner aux personnes, habituées à l'usage des spiritueux, de l'eau-de-vie, du vin, du champagne, suivant les habitudes du malade. Chez les sujets qui ne sont pas habitués à l'usage des spiritueux, les symptômes de l'état typhoïde et la perte de connaissance augmentent souvent par l'usage du vin.

Pour ce qui est de l'usage des excitants dans le typhus pétéchial, je dois encore dire que leur action n'est peut-être pas toujours suivie de succès, parce qu'on ne les emploie le plus souvent que dans les cas les plus graves.

Le plus grand nombre de nos typhiques ont guéri sans musc et sans camphre ; le plus souvent, nous nous bornions à l'usage de l'infusion d'arnica seule ou avec addition de teinture de valériane. Le sulfate de quinine avait une bien plus grande influence sur les symptômes de l'état typhoïde que tous les excitants que nous avons indiqués. Dans quelques cas désespérés, quand la chaleur était distribuée d'une façon inégale, quand il y avait cyanose des extrémités et du nez, une dépression considérable des forces et un grand affaiblissement de l'activité cardiaque, nous avions réussi à obtenir une amélioration rapide et marquée de tous ces symptômes par la méthode suivante : le malade est enveloppé dans un drap mouillé, froid, puis entouré d'une couverture de laine ; il reste dans cette position environ une heure ; après cet emmaillotement échauffant, la coloration cyanotique de la peau a diminué ou disparu, la chaleur s'est répartie plus uniformément à tout le corps, l'activité du cœur a augmenté, les phénomènes de l'état typhoïde ont diminué.

Chez notre malade, nous n'avons pas employé les excitants, car les symptômes de l'état typhoïde n'ont pas atteint un point tel qu'on dût en faire usage. Un refroidissement méthodique du corps, au moyen des bains, des compresses échauffantes sur l'abdomen, des compresses froides sur la tête, et trois fois par jour 7 centigrammes 1/2 de sulfate de quinine ; puis, de temps en temps, des lavements d'eau, suivant le besoin ; tel a été dans ce cas tout le traitement pendant la fièvre, jusqu'au moment où la convalescence s'est montrée.

Le catarrhe du pharynx était par lui-même si léger, qu'il n'a pas été traité. Dans les cas où l'affection pharyngée est plus profonde, comme dans le croup, la diphthérite, on la traite d'après les règles générales.

DES ACIDES. — Quelques médecins accordent une grande importance aux acides minéraux dans le traitement des affections typhoïdes. Nous ne pouvons pas adopter cette opinion, bien que très-souvent, dans chaque cas de typhus, nous avons prescrit quelque acide minéral dans la boisson. En ajoutant 2 à 4 grammes d'acide phosphorique dilué, d'élixir acide de Heller, d'acide chlorhydrique dilué, dans une livre ou une livre et demie d'eau sucrée, ou dans laquelle on a fait dissoudre du sirop, on obtient une boisson acide très-agréable. Nous n'avons jamais employée l'eau chlorée, dans ces derniers temps, à cause de son goût désagréable et de son inutilité complète. Quelquefois, l'addition des acides à la boisson des malades était très-désagréable; alors, nous n'insistions pas sur leur emploi, parce que nous ne regardions pas ces remèdes comme essentiel.

TRAITEMENT DES MALADES PENDANT LA CONVALESCENCE. —Généralement, la convalescence du typhus pétéchial, ainsi que nous l'avons dit, se fait très-rapidement, et à part une nourriture convenable, elle ne nécessite de la part du médecin aucune assistance ultérieure.

Quand il n'existe aucune complication accidentelle, constituée par un catarrhe gastro-intestinal, l'appétit se montre de suite après la cessation de la fièvre, quel-

quefois même les malades demandent à manger pendant
la période d'abaissement de la température. Quant à
l'alimentation du malade, nous ne devons pas perdre
de vue que son estomac et son canal intestinal ne sont
plus habitués à la nourriture, et qu'il ne faut donner
que de petites quantités à la fois, mais assez souvent.
Dans les deux ou trois premiers jours où la fièvre ne se
montra plus, le malade reçoit encore du bouillon,
auquel on peut ajouter pour varier différentes espèces
de gruau de maïs, de l'orge perlé, du riz. On peut
aussi mettre trois ou quatre fois dans la journée de
petits morceaux de pain blanc, dont on peut tous les
jours augmenter la quantité. Deux ou trois jours après
la cessation de la fièvre, on permet au malade le quart
d'une poule bouillie, à manger en deux ou trois fois.
Quand la digestion est bonne, on peut augmenter tous
les jours la quantité de nourriture, et vers la fin de la
première semaine qui suit la cessation de la fièvre, le
malade peut manger des choses très-nourrissantes.

Pendant l'été on peut, dans les premiers jours qui
suivent la fièvre, conduire les malades à l'air libre ou
les y porter (suivant l'état des forces). Dans un pays
sain, quand le temps est toujours bon, une bonne tente
est la meilleure habitation pendant tout le temps de la
maladie. En hiver, il faut être très-prudent quand il
s'agit de porter les malades à l'air libre, jusqu'à ce que
l'alimentation ait été reprise. En effet, quand le processus exanthématique a cessé, les malades se refroi-
dissent très-facilement, et quand ils ont conservé un
catarrhe d'une muqueuse ou d'une autre, il dure plus
longtemps, et ils en souffrent plus longtemps que les

personnes qui étaient auparavant bien portantes, et cela doit sans doute arrêter les progrès de l'amélioration. J'ai assez souvent observé que, pendant la convalescence du typhus pétéchial, des lésions anatomiques assez légères, comme par exemple un léger catarrhe du nez, du pharynx, des bronches, étaient accompagnées d'un mouvement fébrile très-violent, auquel s'ajoutait très-facilement dans la nuit un léger délire. C'est pour cela que l'éloignement de tous les phénomènes morbides exige de notre part une attention toute particulière.

Dans la convalescence, le malade ne doit pas reprendre trop tôt les travaux intellectuels. La non-observation de ces règles de prudence a une grande influence sur la durée des troubles du système nerveux que laisse après lui le typhus pétéchial.

L'insomnie qui fatigue beaucoup les malades pendant la convalescence, cède très-bien à un bain chaud. De plus, il ne faut pas permettre au malade de se laisser aller à la conversation, ou de rester dans la société de personnes très-connues, et encore moins de travailler le soir. Quand l'insomnie est opiniâtre, nous prescrivons des narcotiques : nous donnons la codéine à la dose de 25 milligrammes, 12 milligrammes, et même à la dose de un sixième de grain; l'acétate de morphine à la dose de un sixième à un quart de grain, et de un dixième à un douzième de grain. L'action de ce médicament est bien plus forte chez les sujets qui ont pu survivre au typhus pétéchial que chez les autres malades.

La chute des cheveux qui se montre vers la fin de la

convalescence n'exige aucun traitement, car elle cesse
d'elle-même, et les anciens cheveux sont remplacés par
des cheveux nouveaux, souvent plus beaux. Pour accélérer ce processus, on fait souvent couper les cheveux
très-ras ou même raser la tête; cependant, il faut
porter alors une calotte ou une perruque; car quand on
ne suit pas ce conseil, cela détermine assez souvent des
maux de tête très-opiniâtres.

TRAITEMENT DES COMPLICATIONS. — Les complications
qui se développent dans le cours du typhus pétéchial
sont traitées d'après les règles générales qui s'accordent plus ou moins au processus fondamental.

Une bronchite qui ne se révèle à l'auscultation que
par un râle sibilant n'exige habituellement aucun traitement; mais lorsque ce processus détermine des
quintes de toux très-fréquentes et très-fortes, nous
prescrivons de petites doses de narcotiques légers :
ainsi, par exemple, du lactucarium, un dixième de
grain toutes les deux ou trois heures, de l'extrait de
jusquiame, à la dose de un vingtième à un quinzième
de grain, également toutes les deux ou trois heures.
Mais lorsque en auscultant les grosses bronches, on
entend une plus ou moins grande quantité de râles
sonores, ce sont les remèdes qui facilitent l'expectoration qui se trouvent indiqués. Nous prescrivons alors
l'ipécacuanha sous forme d'infusion (infusion de racine
d'ipéca de 30 à 75 centigrammes, pour 180 grammes
de colature, toutes les deux heures, une cuillerée à
soupe) ou sous forme de poudre (de un sixième de grain
à deux grains [10 centigrammes], toutes les deux

heures). Nous commençons généralement par de petites doses que nous augmentons peu à peu, suivant la quantité de râles sonores que l'on entend. Nous unissons souvent les expectorants aux narcotiques quand les quintes de toux sont fréquentes et que l'expectoration est peu abondante. Comme nous savons avec quelle facilité il se produit, dans le cours du typhus, des atelectasies locales, dont le développement est loin de favoriser l'élimination des produits du catarrhe des bronches qui est insuffisante, il en résulte qu'il est d'une très-haute importance d'employer méthodiquement des remèdes qui facilitent cette expectoration. L'auscultation de la poitrine du malade, pratiquée pour le moins deux fois par jour, n'a pas seulement pour nous une certaine importance pour juger de son état pathologique, mais cela est encore utile. Car quand on examine le malade, on lui fait faire des inspirations profondes qu'il aurait sans cela pas faites lui-même : ces inspirations profondes peuvent empêcher le développement des atelectasies, ainsi que celui des pneumonies, soi-disant hypostatiques.

Dans le développement de la pneumonie catarrhale, nous employons les mêmes remèdes que dans la pneumonie.

Les pneumonies croupales qui se montrent dans le cours du typhus ne doivent pas être traitées énergiquement, ainsi que le font pour cette dernière maladie quelques médecins ; les expectorants (ipécacuanha, senega, fleurs de benjoin) forment la base du traitement, quand il existe en même temps, ainsi que c'est le cas, une bronchite avec râles sonores. Quand l'activité

du cœur est affaiblie, le traitement n'est pas complété,
dans ces cas, par les remèdes qui relèvent cette activité,
et je regarde ici, comme très-utile, l'emploi de petites
doses de digitale.

Lorsqu'il se présentait des symptômes de parotide,
le badigeonnage de la peau, avec de la teinture d'iode,
dissipait l'inflammation sans qu'il y eut suppuration ;
cependant, cette suppuration se développait dans la
plupart des cas. L'ouverture des abcès, pratiquée à
temps, et un traitement consécutif, suivant les règles
générales, étaient la seule chose qui eût été faite.
Pour accélérer la suppuration et calmer les douleurs,
on employait, dans quelques cas, des cataplasmes
chauds de farine de lin.

Les épistaxis, quand elles étaient modérées, comme
dans le cas actuel, restaient sans traitement. Mais quand
elles étaient abondantes, elles pouvaient n'être pas sans
danger. Un des meilleurs remèdes, dans ces cas, est
une faible solution de sesqui-chlorure de fer liquide
(vingt-quatre gouttes dans 500 grammes d'eau). L'injection de cette solution dans le nez, le tamponnement
au moyen de boulettes de charpie, trempées dans cette
solution, arrêtaient presque toujours les hémorrhagies.
Quand les hémorrhagies intestinales étaient très-fortes,
nous prescrivions des lotions froides sur le ventre, des
lavements d'eau froide, à laquelle on ajoutait quelquefois deux à dix gouttes de sesqui-chlorure de fer liquide
pour 500 grammes d'eau.

L'examen quotidien des parties de la peau, le plus
habituellement soumises au décubitus, peut souvent
faire éviter le développement de cette complication.

Car, dès qu'il apparaît une rougeur érythémateuse aux endroits qui sont soumis à la pression, nous devons employer des mesures qui puissent arrêter les grands progrès de ce processus, qui donne lieu aux conséquences les plus graves. Les places rouges doivent être garanties de la pression par un coussin rond, muni d'une ouverture au milieu. Les parties de la peau qui sont rougies sont enduites avec avantage d'un onguent légèrement excitant. L'onguent suivant m'a rendu de grands services :

> Rp. Cérat camphré.
>   Axonge ââ.......... 15 grammes.
>   Teinture d'arnica.. 1,20 à 2 grammes 50.
>   M. F. onguent.

Quelquefois, on ajoute à cet onguent une petite quantité de sulfate de zinc (25 à 50 centigrammes pour 30 grammes d'onguent), ou de l'acétate de plomb à un peu plus forte dose. On étend cet onguent sur de petits morceaux de linge, que l'on assujettit au moyen de sparadrap sur la partie malade. Ce pansement doit être fait deux ou trois fois par jour, et il faut y observer la plus grande propreté. Quand le décubitus a produit un ulcère, il faut le traiter d'après les règles générales, comme toutes les autres complications qui peuvent se rencontrer dans le typhus pétéchial.

Notre malade présentait encore, outre un catarrhe gastro-intestinal et un catarrhe du pharynx, encore d'autres complications. Comme ce catarrhe gastro-intestinal était une des causes qui arrêtaient la convalescence, on prescrivit au malade, quelque temps après la cessation de la fièvre, du nitrate d'argent sous forme de pilules, un soixantième de grain, trois fois par jour. L'emploi de ce remède diminua peu à peu les phénomènes du catarrhe gastro-intestinal, l'appétit augmenta, et le malade, complétement remis, quitta la clinique.

Après avoir considéré le traitement du typhus exanthématique en général, et de notre malade en particulier, nous avons pu nous convaincre que l'on ne possède pas jusqu'à présent de remède spécifique contre cette maladie, qui atteint de préférence un grand nombre de personnes jeunes et vigoureuses, occasionne de grandes pertes dans la population de telle ou telle contrée, et leur enlève les meilleures forces qu'elles possèdent pour le travail. En temps de guerre, cette maladie est plus funeste que le feu le plus violent de l'ennemi. Toute personne à qui est confiée le bien-être d'un plus ou moins grand nombre d'hommes doit avoir pour premier soin d'empêcher le développement d'une épidémie de typhus exanthématique. Les conditions les plus essentielles du développement d'une épidémie de cette affection résident dans le défaut d'une hygiène bien entendue, au point de vue de l'habitation et de l'alimentation de ceux qui en sont atteints.

Le meilleur moyen d'empêcher le développement d'une épidémie, ou de la calmer quand elle sévit déjà, c'est incontestablement d'observer strictement les règles générales de l'hygiène.

TABLE DES MATIÈRES.

—

De la Fièvre en général. — Du Typhus pétéchial.

—

Beauvais. — Typog. J. Noulens.